U0102633

川派中医药名家系列丛书

白光中

主编 ◎ 姜涛　王巧利

西南交通大学出版社
·成都·

图书在版编目（CIP）数据

川派中医药名家系列丛书. 白光中 / 姜涛，王巧利
主编. -- 成都：西南交通大学出版社，2023.12
　　ISBN 978-7-5643-9628-2

　　Ⅰ. ①川… Ⅱ. ①姜… ②王… Ⅲ. ①白光中－事迹
②中医临床－经验－中国－现代 Ⅳ. ①K826.2②R249.7

　　中国国家版本馆 CIP 数据核字（2023）第 234103 号

Chuanpai Zhongyiyao Mingjia Xilie Congshu　Bai Guangzhong

川派中医药名家系列丛书 白光中

主编 / 姜　涛　　王巧利　　　　责任编辑 / 居碧娟
　　　　　　　　　　　　　　　　封面设计 / 原谋书装

西南交通大学出版社出版发行

（四川省成都市金牛区二环路北一段 111 号西南交通大学创新大厦 21 楼　610031）
营销部电话：028-87600564　　028-87600533
网址：http://www.xnjdcbs.com
印刷：四川煤田地质制图印务有限责任公司

成品尺寸　170 mm×240 mm
印张　11.5　　　　插页　4
字数　187 千
版次　2023 年 12 月第 1 版　　印次　2023 年 12 月第 1 次

书号　ISBN 978-7-5643-9628-2
定价　52.00 元

图书如有印装质量问题　本社负责退换
版权所有　盗版必究　举报电话：028-87600562

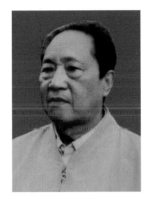

白光中标准照

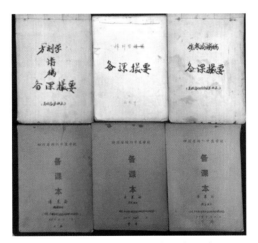

白光中基础理论提高班备课本

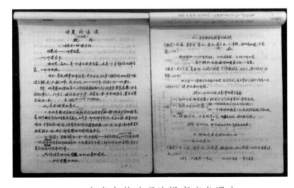

白光中基础理论提高班备课本

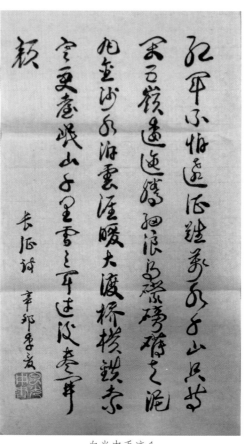

白光中手迹 1

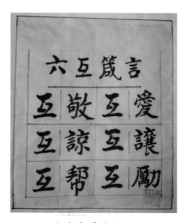

白光中手迹 2

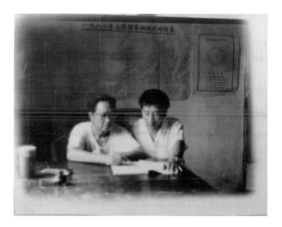

白光中为学生讲课（左）

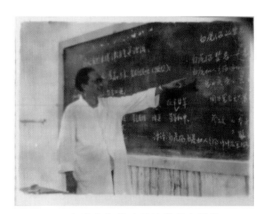

白光中为基础理论提高班授课

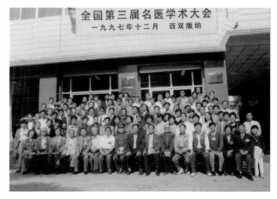

白光中（第一排左五）参加西双版纳全国第三届
名医学术大会

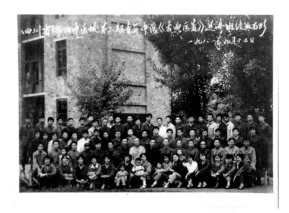

白光中（二排右六）与第二期青年中医《古典医著》
进修班同学在一起

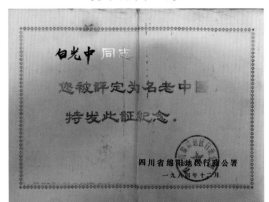

绵阳地区名老中医证书

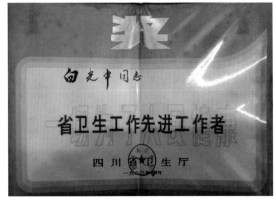

四川省卫生工作先进工作者奖状

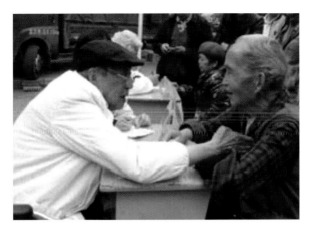

白光中（左）91 岁高龄时义诊

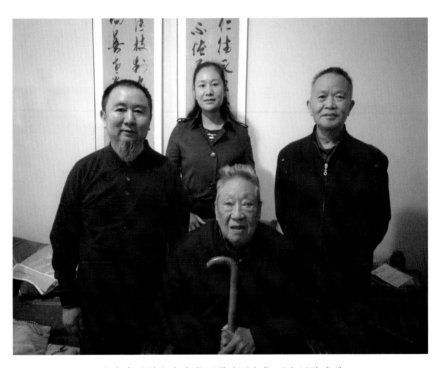

白光中（前）和本书"学术思想"研究团队成员

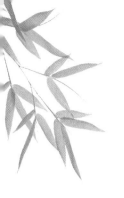

编 委 会

《川派中医药名家系列丛书》编委会

总 主 编：田兴军　　杨殿兴

副总主编：李道丕　　张　毅　　和中浚

总 编 委：尹　莉　　陈　莹

编写秘书：彭　鑫　　贺　飞　　邓　兰

《白光中》编委会

主　　编：姜　涛　　王巧利

副 主 编：刘　建　　林代富　　白瑞兰

编　　委：杨　清　　白瑞霞　　吴宁川

　　　　　李　倩　　杨丹阳　　廖运龙

　　　　　王　文　　姜建辉　　赵　琳

　　　　　彭　晋　　张自然　　胡　倩

　　　　　邓戈弋

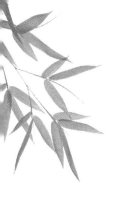

总序 —————————加强文化建设，唱响川派中医

四川，雄居我国西南，古称巴蜀，成都平原自古就有天府之国的美誉，天府之土，沃野千里，物华天宝，人杰地灵。

四川号称"中医之乡、中药之库"，巴蜀自古出名医、产中药，据历史文献记载，从汉代至明清，见诸文献记载的四川医家有 1000 余人，川派中医药影响医坛 2000 多年，历久弥新；川产道地药材享誉国内外，业内素有"无川（药）不成方"的赞誉。

▌医派纷呈　源远流长

经过特殊的自然、社会、文化的长期浸润和积淀，四川历朝历代名医辈出，学术繁荣，医派纷呈，源远流长。

汉代以涪翁、程高、郭玉为代表的四川医家，奠定了古蜀针灸学派，郭玉为涪翁弟子，曾任汉代太医丞。涪翁为四川绵阳人，曾撰著《针经》，开巴蜀针灸先河，影响深远。1993 年，在四川绵阳双包山汉墓出土了最早的汉代针灸经脉漆人；2013 年，在成都老官山再次出土了汉代针灸漆人和 920 支医简，带有"心""肺"等线刻小字的人体经穴鬃漆人像是我国考古史上首次发现，应是迄今我国发现的最早、最完整的经穴人体医学模型，其精美程度令人咋舌！又一次证明了针灸学派在巴蜀的渊源和影响。

四川山清水秀，名山大川遍布。道教的发祥地青城山、鹤鸣山就坐落在成都市。青城山、鹤鸣山是中国的道教名山，是中国道教的发源地之一，自东汉以来历经2000多年，不仅传授道家的思想，道医的学术思想也因此启蒙产生。道家注重炼丹和养生，历代蜀医多受其影响，一些道家也兼行医术，如晋代蜀医李常在、李八百，宋代皇甫坦，以及明代著名医家韩懋（号飞霞道人）等，可见丹道医学在四川影响深远。

川人好美食，以麻、辣、鲜、香为特色的川菜享誉国内外。川人性喜自在休闲，养生学派也因此产生。长寿之神——彭祖，号称活了800岁，相传他经历了尧舜夏商诸朝，据《华阳国志》载："彭祖本生蜀""彭祖家其彭蒙"，由此推断，彭祖不但家在彭山，而且他晚年也落叶归根于此，死后葬于彭祖山。彭祖山坐落在眉山彭山区，彭祖的长寿经验在于注意养生锻炼，他是我国气功的最早创始人，他的健身法被后人写成《彭祖引导法》；他善烹饪之术，创制的"雉羹之道"被誉为"天下第一羹"，屈原在《楚辞·天问》中写道："彭铿斟雉，帝何飨？受寿永多，夫何久长？"反映了彭祖在推动我国饮食养生方面所做出的贡献。五代、北宋初年，著名的道教学者陈希夷，是四川安岳人，著有《指玄篇》《胎息诀》《观空篇》《阴真君还丹歌注》等。他注重养生，强调内丹修炼法，将黄老的清静无为思想、道教修炼方术和儒家修养、佛教禅观会归一流，被后世尊称为"睡仙""陈抟老祖"。现安岳县有保存完整的明代陈抟墓，有陈抟的《自赞铭》，这是全国独有的实物。

四川医家自古就重视中医脉学，成都老官山2021年冬出土的汉代医简中就有《逆顺五色脉臓验精神》一书，其余几部医简经整理定名为《脉书·上经》《脉书·下经》《刺数》《犮理》《治六十病和齐汤法》《疗马书》。学者经初步考证推断极有可能为扁鹊学派已经亡佚的经典书籍。扁鹊是脉学的倡导者，而此次出土的医书中脉学内容占有重要地位，一起出土的还有用于经脉教学的人体模型。唐代杜光庭著有脉学专著《玉函经》三卷，以后王鸿骥的《脉诀采真》、廖平的《脉学辑要评》、许宗正的《脉学启蒙》、张骥的《三世脉法》等，均为脉诊的发展做出了贡献。

昝殷，唐代四川成都人。昝氏精通医理，通晓药物学，擅长妇产科。唐大中年间，他将前人有关经、带、胎、产及产后诸症的经验效方及自己临证验方共378首，编成《经效产宝》三卷，是我国最早的妇产学科专著。加之北宋时期的著名妇产科专家杨子建（四川青神县人）编著的《十产论》等一批妇产科专论，奠定了巴蜀妇产学派的基石。

宋代，以四川成都人唐慎微为代表撰著的《经史证类备急本草》，集宋代本草之大成，促进了本草学派的发展。宋代是巴蜀本草学派的繁荣发展时期，陈承的《补注神农本草并图经》，孟昶、韩保昇的《蜀本草》等，丰富、发展了本草学说，明代李时珍的《本草纲目》正是在此基础上产生的。

宋代也是巴蜀医家学术发展最活跃的时期。四川成都人、著名医家史崧献出了家藏的《灵枢》，校正并音释，名为《黄帝素问灵枢经》由朝廷刊印颁行，为中医学发展做出了不可估量的贡献，可以说，没有史崧的奉献就没有完整的《黄帝内经》。虞庶撰著的《难经注》、杨康侯的《难经续演》，为医经学派的发展奠定了基础。

史堪，四川眉山人，为宋代政和年间进士，官至郡守，是宋代士人而医的代表人物之一，与当时的名医许叔微齐名，其著作《史载之方》为宋代重要的名家方书之一。同为四川眉山人的宋代大文豪苏东坡，也有《苏沈内翰良方》（又名《苏沈良方》）传世，是宋人根据苏轼所撰《苏学士方》和沈括所撰《良方》合编而成的中医方书。加之明代韩懋的《韩氏医通》等方书，一起成为巴蜀医方学派的代表。

四川盛产中药，川产道地药材久负盛名，以回阳救逆、破阴除寒的附子为代表的川产道地药材，既为中医治病提供了优良的药材，也孕育了以附子温阳为大法的扶阳学派。清末四川邛崃人郑钦安提出了中医扶阳理论，他的《医理真传》《医法圆通》《伤寒恒论》为奠基之作，开创了以运用附、姜、桂为重点药物的温阳学派。

清代西学东渐，受西学影响，中西汇通学说开始萌芽，四川成都人唐宗海以敏锐的目光捕捉西学之长,融汇中西,撰著了《血证论》《医经精义》《本草问答》《金匮要略浅注补正》《伤寒论浅注补正》,后人汇为《中西汇通医书五种》,成为"中西汇通"的第一种著作,也是后来人们将主张中西医兼容思想的医家称为"中西医汇通派"的由来。

▌名医辈出 学术繁荣

新中国成立后,历经沧桑的中医药,受到党和国家的高度重视,在教育、医疗、科研等方面齐头并进,一大批中医药大家焕发青春,在各自的领域里大显神通,中医药事业欣欣向荣。

四川中医教育的奠基人——李斯炽先生,在 1936 年创办的"中央国医馆四川分馆医学院"(简称"四川国医学院")中,先后担任过副院长、院长,担当大任,艰难办学,为近现代中医药人才的培养立下了汗马功劳。该院为国家批准的办学机构,虽属民办但带有官方性质。四川国医学院也是成都中医学院(现成都中医药大学)的前身,当时汇集了一大批中医药的仁人志士,如内科专家李斯炽、伤寒专家邓绍先、中药专家凌一揆等,还有何伯勋、杨白鹿、易上达、王景虞、周禹锡、肖达因等一批蜀中名医,可谓群贤毕集,盛极一时。共招生 13 期,培养高等中医药人才 1000 余人,这些人后来大多数都成为新中国成立后的中医药领军人物,成了四川中医药发展的功臣。

1955 年国家在北京成立了中医研究院,1956 年在全国西、北、东、南各建立了一所中医学院,即成都、北京、上海、广州中医学院。成都中医学院第一任院长由周恩来总理亲自任命。李斯炽先生继担任四川国医学院院长之后又成为成都中医学院的第一任院长。成都中医学院成立后,在原国医学院的基础上,又汇集了一大批有造诣的专家学者,如内科专家彭履祥、冉品珍、彭宪章、傅灿冰、陆干甫,伤寒专家戴佛延,医经专家吴棹仙、李克光、郭仲夫,中药专家雷载权、徐楚江,妇科专家卓雨农、曾敬光、唐伯渊、王祚久、王渭川,温病专家宋鹭冰,外科专家文琢之,骨、外科专家罗禹田,眼科专家陈达夫、刘松元,方剂专家陈潮祖,医古文专家郑孝昌,儿科专家胡伯安、曾应台、肖正安、吴康衡,针灸专家余仲权、薛鉴明、李仲愚、蒲湘澄、关吉多、杨介宾,医史专家孔健民、李介民、中医发展战略专家侯占元等。真可谓人才济济，群星灿烂。

北京成立中医高等院校、科研院所后，为了充实首都中医药人才的力量，四川一大批中医名家进驻北京，为国家中医药的发展做出了巨大贡献，也展现了四川中医的风采！如蒲辅周、任应秋、王文鼎、王朴城、王伯岳、冉雪峰、杜自明、李重人、叶心清、龚志贤、方药中、沈仲圭等，各有精专、影响广泛、功勋卓著。

北京四大名医之首的萧龙友先生，为四川三台人，是中医界最早的学部委员（院士，1955 年）、中央文史馆馆员（1951 年），集医道、文史、书法、收藏等为一身，是中医界难得的全才！其厚重的人文功底、精湛的医术、精美的书法、高尚的品德，可谓"厚德载物"的典范。2010 年 9 月 9 日，故宫博物院在北京为萧龙友先生诞辰 140 周年、逝世 50 周年，隆重举办了"萧龙友先生捐赠文物精品展"，以缅怀和表彰先生的收藏鉴赏水平和拳拳爱国情怀。萧龙友先生是一代举子、一代儒医，精通文史，书法绝伦，是中国近代史上中医界的泰斗、国学家、教育家、临床大家，是四川的骄傲，也是我辈的楷模！

▋ 追源溯流 振兴川派

时间飞转，掐指一算，我自 1974 年赤脚医生的"红医班" 始，到 1977 年大学学习、留校任教、临床实践、跟师学习、中医管理，入中医医道已 40 年，真可谓弹指一挥间。俗曰：四十而不惑，在中医医道的学习、实践、历练、管理、推进中，我常常心怀感激，心存敬仰，常有激情冲动，其中最想做的一件事就是将这些中医药实践的伟大先驱者，用笔记录下来，为他们树碑立传、歌功颂德！缅怀中医先辈的丰功伟绩，分享他们的学术成果，继承不泥古，发扬不离宗，认祖归宗，又学有源头，师古不泥，薪火相传，使中医药源远流长，代代相传，永续发展。

今天，时机已经成熟，四川省中医药管理局组织专家学者，编著了大型中医专著《川派中医药源流与发展》，横跨 2000 年的历史，梳理中医药历史人物、著作，以四川籍（或主要在四川业医）有影响的历史医家和著作作为线索，理清历史源流和传承脉络，突出地方中医药学术特点，认祖归宗，发扬传统，正本清源，继承创新，唱响川派中医药。其中，"医道溯源"是以"民国"前的川籍或在川行医的中医药历史人物为线索，介绍医家的医学成就和学术精华，作为各学科发展的学术源头。"医派医家"是以近现代著名医家为代表，重在学术流派的传承与发展，厘清流派源流，一脉相承，代代相传，源远流长。《川派中医药源流与发展》一书，填补了川派中医药发展整理的空白，是集四川中医药文化历史和发展现状之大成，理清了川派学术源流，为后世川派的研究和发展奠定了坚实的基础。

我们在此基础上，还编著了《川派中医药名家系列丛书》，汇集了一大批近现代四川中医药名家，遴选他们的后人、学生等整理其临床经验、学术思想编辑成册。预计编著一百人，这是一批四川中医药的代表人物，也是难得的宝贵文化遗产，今天，经过大家的齐心努力终于得以付梓。在此，对为本系列书籍付出心血的各位作者、出版社编辑人员一并致谢！

由于历史久远，加之编撰者学识水平有限，书中罅、漏、舛、谬在所难免，敬望各位同仁、学者，提出宝贵意见，以便再版时修订提高。

中华中医药学会　　　副会长
四川省中医药学会　　会长
四川省中医药管理局　原局长　　杨殿兴
成都中医药大学　教授　博士生导师

2015 年春初稿
2022 年春修定于蓉城雅兴轩

本册序（一）

　　光中先生，字浩生，幼承家学，步入岐黄；后又从师蜀中名医蒲湘澄氏；新中国成立后，游学渝州，获胡光慈等名师熏陶，因而奠定了坚实的中医理论基础。就其工作经历而言，初则行医乡里，广泛接触各类病种，积累了丰富的临床经验。后又执教于绵阳中医学校及成都中医学院函授大专班，兼管教务。此一过程，教学相长，促进了理论的提高，开阔了视野的新宇，跻身于名医的行列。退休后，壮心不已，坚持用一半时间在学校附属医院应诊，一半时间"勤求博采"，笔耕不辍，继续为振兴中医做贡献，退而不休。唐代诗人刘禹锡有诗云："莫道桑榆晚，为霞尚满天。"此示光中先生之写照也。

　　前日，先生之弟子（亦乘龙快婿）林君代富，以所撰之《浩生医集》见示，并嘱为序。初读之余，认为该书不仅收罗广泛，且多作者个人临床经验及学术见解。对初学者可大开方便之门，对同道亦颇具相资之泽。百花齐放，园景缤纷；九派归流，海容深阔。缘于此意，乐作弁言。

李孔定

国家第一、二批名老中医药专家学术经验继承导师

四川省首届十大名中医

己卯冬于绵阳市中医高级研修班

本册序（二）

日月兮兔走乌飞，阴阳兮寒来暑往。

时光忽忽兮白驹过隙，流水淙淙兮青春散场。

回首来时路，难忘虔心求索杏林的峥嵘岁月，

感念众师恩，倾心带徒铺展开大气象恢宏画卷。

忆往昔，风云际会泪沾襟，每每思之不胜唏嘘感慨！而今，绵州耆宿白光中老前辈驾鹤西去，呜呼痛哉！

尊者白光中，字浩生，生于1927年4月，四川三台人。家道业医，克绍箕裘，传至先生，已然四代。幼承庭训，先以儒家经典奠基，继以历代医经进阶。间随父辈临证，耳濡目染，触疑即询，解惑明心。如是经年，先生遂成医理精深、医技精熟之才俊，先后悬壶乡梓、深造渝州、担任教员，辗转复归绵州，于医校讲坛，执掌基础理论与临床各科之教鞭，研经释难，拨云见天，启莘莘学子之思，燃亮岐黄薪火，兼以应诊，恫瘝在抱，以理法方药之秋实嘉惠黎庶之患。

遥想仲景之叹："怪当今居世之士，曾不留神医药，精究方术，上以疗君亲之疾，下以救贫贱之厄，中以保身长全，以养其生。"光中先生不仅疗疾有验，屡起沉疴，教学有得，桃李满天，且亦谙擅养生，谨守《内经》之训，顺四时，和喜怒，节阴阳，行走坐卧，靡不有法，正心修身，精神内敛，践行圣人真人理念。

噫乎！吾家乡杏林，光中先生正是一颗耀眼之星，足堪仰望！

不料昨日遽闻惊雷，先生已于今秋因病而殂，生年九秩又三矣。痛惋之余，知继《白光中临证70年经验集》之后，再有佳作——《川派中医药名家系列丛书·白光中》，凝结其毕生心血，载临证之精方，述传承之心得，不禁心中肃然，一愿老先生轮回再世续弘大道，二愿老先生学术脉络华叶递荣大济蒸人日新其用，三愿吾轩岐国医得千千万有志同道共襄盛举而愈发勃兴！

李孔定教授关门弟子

费一轩　谨序

2020年10月9日夜，于成都

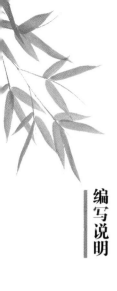

绵阳，作为四川的第二大城市，地处涪江中上游，历史悠久，文化繁荣，人杰地灵，白光中就在汉代涪翁流寓过的这片土地上出生。他的事迹深深感动着我们，他的理念深深影响了绵阳地区中医校的教育理念。为了更好地传承和发扬中医药文化，让中医药学子更好地为人民健康服务，我们成功申请了2018年四川省中医药管理局的科研课题"白光中学术思想及临床经验研究"（项目编号：2018CP008）。在团队同仁的积极配合下，经过2年多的辛勤工作，我们收集整理了先生的生平事迹，地方领导人对其的评价，家属、学生的回忆，先生公开发表的论文著作，以及先生传承人收藏的尚未发表的遗作。项目组成立了白光中生平事迹、学术思想、临床经验、医案整理与评价小组，经过努力，每个课题成员都创造性地完成了各项工作，并辑成《川派中医药名家系列丛书——白光中》为成果。本书以《浩生医集》《白光中70年临床经验》及先生提供的珍贵手写稿作为主要资料，将先生的思想从多角度全方位做系统整理与归纳，以期后学能更全面地继承先生学术之精髓。全书共计十余万字，展现出以先生为主的绵阳中医临床医家对现代基层中医院校教学的支持，展示了先生强调医、药、针不分家的思想。

本书的撰稿由编委分工完成，定稿由主编全权负责。在收集资料时，得到了白光中本人、学生、后人、成都中医药大学、绵阳师范学院、四川中医药高等专科学校、三台县人民政府、三台县政协、绵阳市卫生和健康委员会、绵阳市地方志办公室和四川中医药高等专科学校附属医院的大力支持。国家第一、二批名老中医药专家学术经验继承导师、四川省首届十大名中医李孔定为成书的重要参考资料《浩生医集》（内部编印）作序，现置本书篇首。四川省名中医李培、景洪贵、张耀主任中医师对成书给予了大力支持，一并在此深表感谢！

据到过三台县琴泉寺的成都中医学院的学长们回忆，邓明仲、张发荣等名中医对先生相当认可。

白光中在20世纪80年代跻身于名医的行列，为绵阳、广元、遂宁九十二位名中医中最后去世之人。开题之时，先生尚健在，定稿之时，先生已不幸仙逝，享年93周岁，其养生经验值得效仿；甘为人梯，扶持后学的精神值得我们学习；中医教育与临床实践紧密结合的理念还需进一步整理总结。

由于时间紧迫，课题组及个人水平有限，存在着欠缺和不足，敬请各位同仁指出，以进一步弘扬白学。

姜涛　刘建

2020 年 10 月 17 日

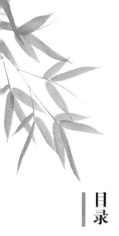

目录

001　　生平简介

005　　临床经验

006　　一、医　案
006　　（一）肺系疾病
012　　（二）心系疾病
015　　（三）肝系疾病
022　　（四）脾系疾病
026　　（五）肾系疾病
038　　（六）经络肢体疾病
043　　（七）妇科疾病
047　　（八）儿科疾病
059　　（九）外科及骨科疾病
069　　（十）五官科疾病

071　　二、医　话

077　　三、常用独特方剂

089　　四、《斗寅公遗本汇编》
090　　（一）内科经验丹口 43 目

i

097　（二）妇儿科方 28 目
102　（三）外科丹口 48 目

111　学术思想

112　一、顺受其正

116　二、举直错枉

118　三、执柯伐柯

121　四、正心修身

123　学术传承

124　一、白光中门人弟子简介

125　二、学术传承人经验举隅

125　（一）升清降浊

127　（二）宣降肺气

129　（三）以补通塞

133　论著提要

134　一、论　文

159　二、著　作

161　学术年谱

164　主要参考文献

165　附录　方剂索引

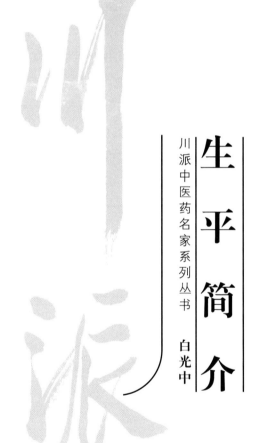

生平简介

川派中医药名家系列丛书　白光中

1. 个人简历

白光中，字浩生，男，1927年4月出生，2020年8月去世。四川省三台县人，汉族，大专文化，中共党员，高级讲师，绵阳地区名老中医。

先生四世业医，曾祖文华专长正骨，兼及内、妇，乡邻称其曾祖为"小华佗"。叔祖玉台继父业，亦长正骨，精于洗油火之术。父毓魁先承台业，拜师儿科李永福门下，专治痘麻，誉满周县，时称"小儿医"。

先生1935年至1940年拜师白秀夫，诵习四书五经，稍长始习《黄帝内经》《难经》《伤寒杂病论》《脉经》，随父走诊乡邻。1947年至1950年拜蜀中名医、针灸专家蒲湘澄研习针砭之术，业满回乡，遂独立诊治。

先生于1984年10月被原绵阳地区卫生局授予"绵阳地区名老中医"称号；1998年荣获全国医药界精英奖；其传略先后收载于《四川省高级专家名录》《中国当代高科技人才系列词典》《中国名医列传·当代卷》《中华当代名医辞典》《中国当代医药界名人录》。

2. 担任职务

先生1950年担任保民校校长；1953年任乡联合诊所所长；1958年考入重庆中医进修学校深造，同时被选拔为教研室成员并任教一年；1959年毕业回县，任乡、区医院院长；1960年调三台县中医学校（绵阳医科学校的前身），任教研组长、教务处副主任。1981年至1989年，先后任校工会副主席、市中医学会理事、市中医研究所顾问、市技术评审委员会委员、市中医药科技成果评审委员会委员、四川青年中医学会顾问、省医学教育委员会委员、省仲景学会专委会委员、原成都中医学院兼职副教授。

3. 科研教学

先生于1981年晋升为主治中医师、讲师，1987年晋升为高级讲师。1985年首届教师节，先生被评为"优秀教师"，后多次被评为"优秀教师""优秀教育工作者"。先生教授基础课程《中医药基础》，临床内、妇、儿科及四大经典课程，备课精习教材，博览群书，深研解难，因机证治，始终有序；授课深入浅出，理论联系实践，如临临床；板书言简意赅，条分缕析，字字皆精。教学期间，研制《铜人针灸经穴电示模型》《舌苔模型》《经络经穴图》等，深受学校及学员好评。

先生从事医教工作 70 余年，编有《中医儿科学讲义》《赤脚医生培训参考教材》，在国家、省、市刊物发表论文数十篇，包括《试论〈伤寒论〉中太阳与阳明合病》《对伏冬四逆汤证的病机认识》《小柴胡汤功效刍议》《麻辛附子汤治验四则》《过敏性哮喘奇效案》《蜣螂通幽说及验案》《痛经论治》《重症妊娠呕吐治验》《续筋骨方传秘及释疑》《蜈蚣咬伤》《椒梅理中汤加大黄治愈蛔虫团肠梗阻案》《类天疱疮治验》《带状疱疹妙品——蟑螂》等。《加味大柴胡汤治疗急慢性中耳炎》1986 年获市优秀论文二等奖；《芍甘汤简述及临床运用举隅》1989 年获市级优秀论文一等奖，1995 年获第二届世界传统医学优秀成果大赛国际优秀论文奖，同时先生被授予"民族医药之星"的称号；《使用小柴胡汤"但见一症便是"粗识》1989 年获市优秀论文一等奖；1990 年，《单验方四则简介》获中华医学会四川分会外科专委会优秀论文奖，论文《芍甘汤简述及临床运用举隅》获市优秀论文一等奖；论文《中医药治阴虱》1991 年获中华医学会男性专科委员会优秀论文三等奖。2017 年，90 岁时主编出版《白光中临证 70 年经验集》。

先生临床研制有治疗过敏性疾病之"克敏散"，治疗乙型肝炎之"乙原丸""复方乙肝秘丸"，治疗早期肝硬化之"鸡金参七散"，治疗高血压之"二决汤"，治疗 2 型糖尿病之"参消糖粉"，治疗高脂血症之"复方降脂汤"等。

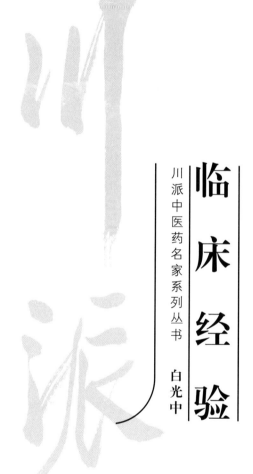

临床经验

川派中医药名家系列丛书　白光中

一、医 案

（一）肺系疾病

1. 支气管哮喘

阳某，女，42 岁。主诉：咳喘反复发作 5 年。时患咳喘，呼吸急促，喉中鸣响，时有恶寒、汗出，每遇烟味则咳喘加剧，诊见舌质红，苔薄少津，脉大。

诊断：喘证

辨证：外寒内热，肺失宣降

治法：散寒清热，宣肺平喘

方剂：百咳灵方

药物：炙麻黄绒 4 g　　　苦杏仁 10 g　　　石膏 40 g　　　炙甘草 6 g

　　　白前 12 g　　　　桔梗 12 g　　　　半夏 10 g　　　鱼腥草 30 g

　　　大青叶 30 g　　　炙紫菀 20 g　　　炙百部 20 g

二诊：服前方 1 剂后诸症大减，续进 2 剂，唯喉间有声，咳痰清稀。前方去石膏、大青叶，加射干 10 g、细辛 5 g、干姜 6 g，3 剂后咳喘平复，喉亦无声。因病多年，反复发作，虑其体虚，易复发，继以二陈汤合香砂六君子汤善后，咳喘未再发作。

按语： 百咳灵方，为先生从医 70 余年经临床总结而成。方由仲景麻杏石甘汤合程国彭之止嗽散加减而成，为临床一证一方而治诸般咳嗽之良方。方中炙麻黄绒功在润肺、宣肺、平喘，用量一般为 4～6 g。石膏清泻里热，与麻绒合用为宣肺清热之妙品。石膏用量一般为 40～60 g，即麻膏用量之比为 1：10，热甚者可用至 1：20，寒偏甚者可为 1：5。苦杏仁，润肺平喘。炙紫菀，温而不热，润而不燥，寒热皆宜，凡寒痰蟠踞，浊涎胶固，喉中有水鸡声者，尤为相宜。炙百部，治肺热咳嗽，消痰定喘，凡咳皆肺气上逆，非此莫治。白前，辛、苦，微温无毒，能泻肺下气，降痰止嗽，为定咳止嗽之主药。桔梗，开宣肺气，祛痰宁嗽，与甘草合用名甘桔汤，有利咽祛痰的作用，治咳唾咽喉不利，伤寒用以治少阴咽痛。半夏，辛温降逆而祛湿痰，伍石膏而不燥，对咽喉痛有缓和作用。今半夏甘草石膏同用，不仅不致生燥，唯为降逆祛痰不可缺少之药。大青叶，味苦性寒无毒，对预防上呼吸道感染、急性肺炎及慢性气管炎有良效，凡病毒性（舌上乳突增生）感染而咳者，非此莫孰，凡咳嗽喉痒者，必倍而用之，无不获效。鱼腥草，味辛性寒，为治上感之要药，因鱼腥草有抗菌、抗病毒、利尿作用，还有镇痛、止血，抑制浆液分泌，促进组织再生等作用。

加减举隅：因风寒热湿燥、病毒、过敏而致者，皆可用百咳灵方随证加减治之。风热，咳嗽咽痛可加金银花、连翘、马勃，清热解毒、清肺利咽；喉痹咽痛、咳嗽失音，可加重楼、野菊花平喘止咳；鼻塞清涕而咳者加辛夷、苍耳子、克敏散（先生自拟验方）；恶寒头身痛者加柴胡、葛根以解肌；阳虚背冷而咳加细辛、南沙参以温散补气；素有痰饮，加干姜、细辛、五味子以温散寒饮；咳而失音加蝉蜕、胖大海，散风清热而疗失音；咳痰黄稠加瓜蒌壳、黄芩清热以治热痰；干咳无痰，舌红少津加沙参麦冬汤或合桑杏汤；胸闷气紧加瓜蒌仁、厚朴宽胸涤痰；咳而胸痛合小陷胸汤，甚者合千金苇茎汤加青黛；咳引腹痛加桃仁、芍药；咳而遗尿加茯苓、五味子；咳引头眼胀痛加夏枯草、野菊花；咳而手足心热合泻白散加知母、连翘；咳而喉间有声加射干、细辛；哮声明显，加椒目、葶苈子、蝉蜕；痰多、色白，苔厚腻加苍术、白术；遇烟及冷热刺激而咳加克敏散；痰多、痰鸣加矾贝散；咳而呕逆加枇杷叶，甚者加代赭石，咳而衄血加白茅根、桑白皮；多汗加竹叶、浮小麦。

2. 过敏性哮喘

罗某，女，57 岁。主诉：哮喘定时发作 36 年。哮喘于 36 年前不明原因而发，经治疗症状控制后每年 4、5 月，8、9 月每晚 0～4 时哮喘发作，发后喘不得卧，必服氨茶碱类药，约经四小时后徐徐缓解，昼日如常人，翌晚又按时复发，如此折腾了 36 年，经医院检查，诊断为过敏性哮喘。虽经多方治疗，哮喘仍按季定时发作。诊时，呼吸正常，面呈痛苦表情，体质一般，自觉精力欠佳，饮食、二便无异，不渴，脉一息五至稍弦，苔薄白不燥。

诊断：哮证

辨证：少阳不和

治法：和解少阳

方剂：柴胡克敏方

药物：柴胡 12 g　　连翘 30 g　　　紫荆皮 50 g　　紫草 30 g

　　　大枣 30 g　　炙甘草 15 g　　地龙 12 g　　　白芥子 15 g

　　　紫苏子 10 g

二诊：服上方 1 剂后，夜仍有发作，但发作时间由 4 小时缩短为 2 小时，服小量氨茶碱类药而止喘，但喘止后出现头闷痛以两侧太阳穴为甚，自用热水冲洗太阳穴及项后哑门穴数分钟而痛止。脘痞胸闷，脉仍弦缓，苔薄白腻，为湿邪阻滞中焦。效不更法，中焦湿浊兼而治之。

方药：柴胡 8 g　　　连翘 30 g　　　紫荆皮 30 g　　紫草 30 g

　　　大枣 10 g　　　炙甘草 10 g　　白芥子 10 g　　紫苏子 10 g

　　　地龙 12 g

另以藿香 15 g、佩兰 20 g、草豆蔻 5 g，泡水频服以治夹湿。

三诊：上方 1 剂，哮喘已两夜未发。诊见脘仍微闷不适，苔仍薄腻。效不更方，仍内服克敏方与理湿泡服方各 1 剂。

四诊：服上方 2 剂，连夜来哮喘未再发作。但突发头晕，鼻涕、喷嚏不断，经自我热洗哑门穴后，症渐消失，两夜如此，昼日稍轻。诊见苔白、脉浮缓，此为伤风，予加味桂枝汤；仍予克敏方加味控制哮喘。

方药一：桂枝 6 g　　　白芍 6 g　　　黄芩 10 g　　　苍耳子 8 g

　　　　防风 6 g　　　天花粉 10 g　　炙甘草 6 g　　生姜 6 g

　　　　大枣 6 g

方药二：紫草 30 g　　紫荆皮 30 g　　大枣 20 g　　　炙甘草 10 g

　　　　连翘 20 g　　紫苏子 10 g　　厚朴 10 g　　　苦杏仁 10 g

五诊：服加味桂枝汤 1 剂嚏止，加减克敏方 3 剂，数日喘未复发，已如常人。诊得：脉缓而有力，舌象未见异常。病既初愈，当增强抵抗力，预防感冒，拟予玉屏风散加减，固表实卫，控制哮喘复发，继续予以克敏方。

方药一：黄芪 20 g　　防风 10 g　　　白术 10 g　　　党参 20 g

　　　　茯苓 20 g　　陈皮 10 g　　　半夏 10 g　　　桂枝 5 g

　　　　白芍 5 g　　　炙甘草 6 g　　生姜 10 g

方药二：紫荆皮 40 g　　　紫草 30 g　　　大枣 20 g　　　炙甘草 20 g

六诊：服上方各 3 剂，哮喘已未再发，仅时有轻度鼻塞，阵性气短，伴手足心烧，以夜间为甚，口干欲饮。诊见脉细略数，舌红少津。此肾阴不足，肾气亦虚，拟予滋肾纳气之都气丸。

方药：五味子 10 g　　　生地 10 g　　　怀山药 20 g　　　山茱萸 15 g

　　　　茯苓 20 g　　　泽泻 10 g　　　牡丹皮 10 g　　　紫苏叶 20 g

上方服用 3 剂，仍服用克敏方 5 剂，早晚各一服，哮喘未再发。

按语：此哮喘子时及亥时定时而发，发作有时，脉弦，乃病在少阳；发作后有如常人，必晚间而发，似室窒或尘螨之过敏所致。拟和解少阳、抗过敏之柴胡克敏方并嘱忌鱼虾海鲜。本例主证不变，主方亦不变，兼证则"随证治之"，故定时（亥、子）发作而用小柴胡，喘加紫苏子、厚朴、苦杏仁；伤风合桂枝汤；夹湿合芳香化湿之剂；固表实卫合玉屏风散；肾阴（气）虚合都气丸等。

3. 慢性支气管炎

陈某，男，56 岁。主诉：反复咳嗽，晨起加重 2 年。患者服用甘草片、右美沙芬、舒喘宁、止嗽散、桑杏汤，效不佳。诊见咽痒咳嗽，咳吐少许黏痰，痰出咳止，稍许又作，伴脘胀食少，舌淡，苔薄微黄，脉弦濡。

诊断：咳嗽

辨证：脾虚痰阻，胃虚食滞

治法：健脾化痰，消积和胃

方剂：加味二陈汤

药物：陈皮 10 g　　　防风 10 g　　　茯苓 15 g　　　姜半夏 15 g

　　　　谷芽 20 g　　　神曲 20 g　　　鸡内金 20 g　　　山楂 20 g

　　　　款冬花 20 g　　炙甘草 6 g

二诊：上方 2 剂后，平时不咳，咽亦不痒，脘胀减轻，唯晨咳未减，苔仍薄腻，脉象如前，效不更方。前方去防风、山楂，加竹茹 10 g，前胡 20 g。

三诊：上方 3 剂后，平时未咳，晨亦未咳，脘已不胀，但胃口稍差，食量未复，即予香砂六君子汤善后而愈。

按语：咳嗽本在肺，但又与胃相关，经曰："五脏六腑皆令人咳"，故咳嗽虽为临床常见病，治之既易亦难，尤其晨咳治之更难。脾为生痰之源，肺为贮痰之器。辰时 7～9 点，为足阳明胃经经气最旺之时；巳时 9～11 点，为足太阳膀胱经气最旺之时。早晨辰巳为脾胃主时，脾虚失运，痰浊自生，胃虚食滞，浊涎自逆，故晨咳乃责之脾胃。本病案以二陈汤健脾燥湿化痰，加山楂、神曲、谷芽、鸡内金消食、和胃、降逆；防风、款冬花祛风、解痉、止咳；咳止用香砂六君子汤善后固本，故晨咳自愈。

4. 重度支气管哮喘

胡某，男，57 岁。主诉：咳喘反复发作，喉间痰鸣 17 年。患者咳喘反复发作，喉间痰鸣，春季加重。胸片显示：慢支炎、肺气肿。抗生素治疗效果不佳。胸闷气喘，咳稀白痰，晨起及夜间加重，背心凉时更甚，视其面唇色暗，舌质淡暗，苔白水滑，脉弦寸浮。

诊断：哮证

辨证：寒饮凌肺，肺失宣降

治法：解表散寒，温化水饮

方剂：小青龙汤加减

药物：厚朴 15 g　　　丹参 20 g　　　川芎 20 g　　　黄芪 30 g
　　　南沙参 30 g　　炙麻黄 10 g　　法半夏 15 g　　细辛 5 g
　　　五味子 10 g　　生姜 10 g　　　白芍 20 g　　　肉桂 5 g

另用沉柏散（沉香 1.5 g，侧柏 3 g）睡前顿服；木鳖子 7 个，苦杏仁 1.5 g，为末，调鸡蛋清贴脚心。

二诊：服上方药后，胸闷、气喘减轻，咳痰减少，背心凉亦明显减轻，舌脉无明显变化。此表寒已去，内饮未尽，原方去白芍，加茯苓 20 g，继服 5 剂，仍用沉柏散睡前顿服，及外贴方调蛋清贴脚心。

三诊：5 剂药后，胸闷气喘、背心发凉等诸症消失，喉间亦无响声，面唇荣润，舌质淡，苔薄润，脉沉细，此寒、饮已去，肺之宣降复常；舌脉所见，正虚未复，拟补气健脾，方用四君子汤合苓桂术甘汤，正邪兼顾而愈。

按语：患者咳喘反复发作、咳稀白痰，以小青龙汤发越心下水气，理固宜然。凡咳喘，不离于肺，亦不止于肺，肺主呼气，肾主纳气。本案需考虑患者咳喘反复发作 17 年，久病及肾。故在小青龙汤基础上，加肉桂、沉香、木鳖子等纳气之品，并以蛋清敷贴脚心涌泉穴，引气归元。《易经》云：潜龙勿用。飞龙在天则行云布雨，水湿泛滥则痰饮咳喘。亢龙终须有悔，故白老虽以四君子汤善后，又合苓桂术甘汤，使青龙重潜深渊，正邪兼顾而愈。

5. 慢性阻塞性肺疾病

胡某，男，63 岁。主诉：咳喘胸闷反复发作，时时咳吐浓痰 6 年。咳喘胸闷反复发作，时时咳吐浓痰，每待痰出，咳暂缓，咳时气紧，喉中有声，伴头晕乏力，食纳不香。胸片提示肺气肿，服用祛痰、平喘、镇咳的西药，其效不佳。诊见咳吐稠痰，气紧，形瘦色黄，舌质淡暗、苔腻，脉沉弦。

诊断：肺胀

辨证：肺气上逆，脾虚痰阻

治法：降气平喘，健脾祛痰

方剂：加减肺胀汤

药物：麻黄 6 g　　　皂荚 6 g　　　五味子 10 g　　　葶苈子 10 g

　　　枳壳 10 g　　　诃子 10 g　　　太子参 20 g　　　法半夏 15 g

　　　厚朴 10 g

二诊：服药 3 剂后，喘、咳、痰症均明显减轻，头晕乏力及食纳不香仍存，荤食后便溏，膝软，舌脉如前。患者年过花甲，肾气必亏，今咳嗽肺气上逆，食少倦怠，病在肺脾。然气之所以逆者，为肾虚不能纳气，食荤油便溏膝软者，是肾衰火不暖土。治当补肾、健脾、生金，前方加山药 30 g、补骨脂 30 g、干姜 10 g，续服 5 剂。

三诊：患者服上方 4 剂，咳、喘、痰症已消失，胸亦舒畅，食纳有味，大便正常，现仅稍感乏力，不耐劳累。诊舌质稍暗，苔薄有津，脉沉细。肾虚未复，拟五子衍宗方加丹参 20 g、川芎 20 g、南沙参 30 g，嘱服 10 剂以固本善后。

按语：肺胀，属于现代医学的肺气肿，临床以咳、喘、痰为主症。加减肺胀汤方中麻黄、厚朴宣肺降气平喘；葶苈子、皂荚、半夏祛痰；五味子、诃子纳气定喘；枳壳行气消痰；太子参、白术补脾杜生痰之源。全方共奏宣肺健脾、祛痰止咳、降气平喘之功，故用治喘咳之肺胀，可收到良好效果。

6. 肺脓肿

黄某，女，41 岁。主诉：咳嗽胸痛，伴吐脓痰 18 天。曾因恶寒发热，咳嗽胸痛，伴吐脓痰 3 天入院，西医诊断为肺脓肿，治疗半月，高热虽退，但低热始终未除，咳吐浊痰，咳时胸痛加重，咳声低微。实验室检查显示，白细胞总数及中性粒细胞数均明显增高，血红蛋白及球蛋白降低。诊时除上述症外，见口渴不欲多饮，面颧红赤，口内有明显腥臭味，舌红、苔浊腻，脉弦细数。

诊断：肺痈

辨证：热毒壅肺

治法：清肺解毒，化瘀排脓

方剂：苇芙鱼桔汤合丹参茅根汤

药物：芦根 10 g　　薏苡仁 10 g　　冬瓜仁 10 g　　桃仁 6 g

　　　桔梗 70 g　　甘草 3 g　　　芙蓉花 10 g　　鱼腥草 30 g

　　　丹参 30 g　　白茅根 30 g　　沙参 10 g　　　麦冬 10 g

按语： 丹参茅根汤为丹参、白茅根各 30 g，水煎分 2 次服，每日一剂，治肺痈，经临床验证，服 9 剂左右即可治愈。苇芙鱼桔汤即苇茎汤加芙蓉花、鱼腥草合桔梗汤加减而成。本例病案桔梗重用至 70 g，加南沙参、麦冬。翌日吐痰一小碗余，咳嗽胸痛大减，第三日测体温正常，第七日咳止、胸已不痛，半月后复查胸片，肺脓肿痊愈。

（二）心系疾病

1. 心动过速

石某，男，37 岁。主诉：心跳、心慌半年，加重 1 月。半年前不慎摔伤，出现胸闷气短，头昏、头痛，上下肢多处擦伤。经治疗，创伤愈合，胸闷气短好转，仍头痛乏力，相继出现心急心慌，医院检查诊断为外伤性心动过速。服西药不见好转，近月来心急心慌加重，动则更甚，食少乏力，头痛，手足发凉。诊时，病者脉搏每分钟 136 次，表情焦虑，面黯白少华，心急心慌，食少乏力，口干苦，二便无异常，夜少眠而梦多，舌紫黯，苔白薄腻，脉沉涩。

诊断：心悸

辨证：心脉瘀阻，心神失养

治法：活血化瘀，镇心安神

方剂：血府逐瘀汤加磁石

药物：赤芍 20 g   桃仁 5 g   当归 10 g   干地黄 12 g

       红花 3 g   枳壳 10 g   桔梗 10 g   川芎 6 g

       柴胡 10 g   川牛膝 10 g   磁石 10 g   炙甘草 10 g

二诊：服上方 2 剂后，心急、心慌明显好转，头痛如前，心情稍畅，活动较前有力，但不能参加劳动。诊见脉搏每分钟 96 次，脉沉缓无力，舌紫、苔薄白腻。效不更方，加党参 30 g，以养心气载血行而辅正。

三诊：服上药 3 剂后，无觉心急心慌，情畅神悦，能参加家务劳动，头痛无好转，睡眠尚可，仍食少。诊时脉搏每分钟 84 次，脉沉缓有力，舌红稍深，苔白、薄腻。心悸既宁，唯头痛不减，虑为脑震荡后遗头痛而兼湿阻，改为柴胡细辛汤通脑止痛，加磁石治心慌，苍术燥湿健脾，3 剂而愈。

按语：心动过速，属中医心悸怔忡，本证因摔伤引起。摔后胸闷气短，心脉损伤而心血瘀阻，心失所荣，故心急心慌，心率 130 余次；摔跌伤脑，故头昏头痛，久之脑脉瘀滞，则久痛不去；心脉阻滞而气不达，故乏力肢凉。舌紫红脉涩，为血瘀之征；苔白薄腻，乃湿滞之象。本证属血瘀阻络为患，病重于心，故首投活血化瘀、镇心安神之血府逐瘀汤加磁石，5 剂而心急心慌愈。脑阻次之，再投通脑止痛之柴胡细辛汤，加苍术燥湿强脾以除苔腻，3 剂后诸症消失。柴胡细辛汤，有活血行瘀、通络止痛之功效，主治脑震荡后遗头昏、头痛。药物组成为柴胡 10 g、细辛 3 g、当归 10 g、川芎 6 g、薄荷 10 g、半夏 10 g、土鳖虫 8 g、丹参 20 g、泽兰 10 g、黄连 6 g、磁石（打）30 g、苍术 8 g。

2. 心神经官能症

陈某，男，42 岁。主诉：两手臂内侧麻木、汗出 2 月，加重 1 月。发病（原因不详）时开始突觉两手臂内侧麻木如触电样，迅即沿手臂内侧（中后缘）至锁窝而下至胸心，顿觉心紧（闷、乱）急（如悬似痛非痛）难忍，顷刻汗出淋漓，约一分钟后缓解，后觉神疲乏力，一日方舒，无分昼夜，一日一次或间日一次或三日一次，皆无定时。近一月来，频繁发作，医院检查诊断为心神经官能症，服西药无效，仍时有发作。诊见精神欠佳、语言清楚、表情忧郁、头昏、眠差，心微烦、悸不明显，饮食及二便正常，舌质淡、苔薄白，六脉沉细无力。

诊断：汗证

辨证：心营不足

治法：补益心营

方剂：甘麦大枣汤加减

药物：炙甘草20g　　　浮小麦30g　　　大枣20g　　　白芍30g

　　　紫苏梗20g

2剂后二月未再复作。

按语：心及心包脉络失养，故手臂内侧中后缘发麻，迅及胸心；心失濡养则心系紧急而心悬难忍，致迫心液外溢而汗出淋漓，营气郁而忽通忽滞，故时作时止而表情忧郁，治以补益心营，解郁缓急。本例患者服用2剂后未再复作。甘麦大枣汤，系《金匮要略》方，为治妇人脏躁而设，临床用以治疗神经官能症、癔症有较好效果，本病虽系心神经官能症，亦用之。方中甘草、浮小麦、大枣养心安神，和中缓急，佐芍药收酸益阴和营，配甘草则酸甘化阴以缓心系之急，紫苏梗理气和血，宣行心脉之郁。《药品化义》云："紫苏梗，能使郁滞上下宣行，凡顺气诸品，惟此纯良。"诸药合用，使营调郁宣，心营足而心急缓解，故中鹄而愈。

3. 冠心病

徐某，男，57岁。胸闷胸痛反复发作5年。西医确诊为冠心病，经西药治疗后症状仍时隐时现，时轻时重。诊见胸腹胁痛，胸闷气短，畏寒肢冷，腹胀酸痛，舌淡暗，苔白腻，脉沉涩。

诊断：胸痹

辨证：心肾阳虚，气滞血瘀，痰湿阻络

治法：温通心肾，活血化瘀，理气祛痰

方剂：葛根丹参蒌薤汤加减

药物：葛根15g　　　桂枝15g　　　干姜10g　　　丹参30g

　　　檀香5g　　　　薤白10g　　　瓜蒌仁10g　　半夏15g

　　　川芎20g　　　红花5g　　　　枳实10g　　　太子参20g

二诊：上方连用 10 剂。诸症大减，苔已不腻，继用前方去半夏、瓜蒌仁，加陈皮 10 g、砂仁 10 g 健脾，仍服 10 剂，以绝生痰之源，随访 4 年未再复发。

按语： 冠心病属中医"胸痹""心痛"范畴，多为心、脾、肾虚，功能失调，痰浊瘀血痹阻胸阳所致。葛根丹参蒌薤汤为瓜蒌薤白半夏汤合丹参饮加葛根 30 g，葛根有鼓舞胃气上行的作用，中医的"虚里"乃宗气发源地，胃气充则宗气旺，宗气旺则血脉流畅，胸痹病症自除。全方具有温通心肾，活血化瘀，健脾祛痰作用，临床用之多可获得满意效果。

4. 心肌炎

薛某，女，43 岁。主诉：胸闷气短，夜间尤甚 2 年。胸闷气短须吸氧才能缓解，平时易感冒，查血压正常、血脂偏高，西医诊断为冠心病、心肌炎，治之其效不著。诊时见咳白黏痰，舌质淡红，苔白微腻，脉缓而弦。

诊断：胸痹

辨证：胸阳不振，痰浊内阻

治法：温通心阳，健脾祛痰

方剂：桂枝甘草汤加减

药物：桂枝 15 g　　生姜 10 g　　大枣 20 g　　陈皮 10 g

　　　法半夏 15 g　黄芪 30 g　　白术 20 g　　丹参 20 g

　　　薤白 10 g　　炙甘草 8 g

二诊：服药后，夜间不再依赖吸氧，仍有轻微胸闷，舌脉同前。此胸阳渐复，阴寒渐去，但肺气不足，原方加附片 10 g、南沙参 30 g、瓜蒌壳 20 g，3 剂，其症霍然。

按语： 痰浊内阻则患者胸闷夜间尤甚，夜为阴盛，阳气相对不足，加之咳痰色白，脉症分析，辨证为胸阳不振、阴寒偏盛、痰浊内阻所致，以温通心阳、健脾祛痰、佐以益气为治法。

（三）肝系疾病

1. 肝硬化腹水

陈某，女，62 岁。主诉：脘腹胀满 7 年。患者脘腹胀满 7 年，经中西医治疗未愈，逐渐头晕乏力，脘腹胀满，口渴纳差，小便短少，大便溏薄。诊时，血常规检查血红蛋白 60 g/L，空腹血糖 19 mmol/L；血压 180/100 mmHg[①]，B 超提示肝硬化伴大量腹水。诊见面色晦滞，腹胀如鼓，脐心高突，唇、睑色淡，舌质淡暗，苔薄少津，脉象弦硬。

诊断：臌胀

辨证：肝脾血瘀，水湿内停

治法：活血消癥，利水祛湿

方剂：五皮饮合鸡金参七散

药物：陈皮 10 g　　大腹皮 30 g　　枳实 10 g　　木香 15 g

　　　香附 15 g　　白术 20 g　　茯苓 20 g　　泽泻 20 g

　　　益母草 20 g　　丹参 20 g　　黄芪 30 g　　天花粉 30 g

另西洋参 30 g、三七 60 g、鸡内金 90 g，共为末，分 30 包，每日 1 包，每包分 3 次早中晚白水送服，1 个月为一疗程。

二诊：服上方药后，尿量增多，腹水明显消退，脐已不突，食量稍增，面色及舌暗无明显变化，脉沉细涩，血压 150/90 mmHg，血糖已降至 12 mmol/L，此药已中的，标症消退过半，但肝硬化之虚瘀仍存，治用参芪鸡金散补元气、活血瘀、消积块，嘱其续服 2 个月。

三诊：腹已不胀，饮食及二便均正常，面色渐转荣润，舌脉同前，血压 130/90 mmHg，血糖 9.6 mmol/L，B 超检查腹水消失，唯肝实质增粗，为巩固疗效，仍以鸡金参七散每次 5 g，日服 2 次，继服 3 个月，B 超复查"肝实质正常"，病已痊愈。

按语： 此病例为多种重病集于一身，治疗时一面补益元气，活血化瘀，消癥化积，用鸡金参七散治其本，另一面利水祛湿，行气消胀治其标，并兼顾他病。肝硬化腹水属中医"臌胀"范畴，系重症顽疾，其病程长，病势缠绵，治疗难收速效，在临床治疗时要把握好虚实缓急，缓则为本，急则为标，若能遵照"急则治标，缓则治本"和"补泻兼施"的治疗原则，即能收到较好的效果。

---

① 按国际标准计量单位规定，压强的单位是帕（Pa）。血压的单位通常是千帕（kPa），但临床上习惯用毫米汞柱（mmHg），二者的换算关系：1 mmHg=0.133 kPa，1 kPa=7.5 mmHg。

2. 重症肝炎

何某，男，36岁。主诉：纳差乏力，肝区疼痛半月，皮肤、白珠黄染5天。确诊肝病3年，住院检查诊断为重症肝炎，西医治疗，其效不佳。诊时实验室检查提示肝功能损害明显，诊见腹胀大，脐高突，叩之浊音，尿少色赤，大便初硬不畅，扪触肝脾肋下均大，见舌红边暗，苔黄腻，脉沉弦。

诊断：黄疸

辨证：湿热中阻，胆汁淤积

治法：清热利湿，利胆退黄，攻下逐瘀

方剂：大承气汤合茵陈蒿汤加减

药物：大黄10 g　　芒硝10 g　　厚朴15 g　　枳壳10 g

茵陈50 g　　栀子10 g　　黄芩15 g　　野菊花20 g

丹参20 g　　金钱草20 g　　水蛭10 g

二诊：5剂药尽，大便稀薄，日行4～6次，倦怠乏力，但腹胀明显减轻，脐突稍平，黄疸未退，肝大如前。此中阻渐去，湿瘀仍存。原方去芒硝，枳实易枳壳，大黄用量减半，黄芩改用板蓝根，加黄芪30 g，续服10剂。

三诊：二诊药尽，大便成形，每日2～3次，乏力减轻，腹不胀，脐不突，腹部叩诊无移动浊音，小便量明显增加，尿色稍黄，黄疸消退已过半，舌边稍暗，苔中薄腻，脉沉细弦。此中阻已除，湿瘀未尽，脾虚证现，药已对症，继用原方加减。银花30 g、野菊花20 g、板蓝根30 g、厚朴10 g、枳壳10 g、青黛10 g（布包煎）、丹参20 g、郁金20 g、黄芪30 g、白术20 g、三七粉5 g（冲服）、水蛭10 g，再进10剂，2日1剂，日服3次。

四诊：患者病情稳定，黄疸尽退，腹水消失，二便正常，肝肋下触及质软，肝功检查正常，唯稍感乏力，食量不如前。予香砂六君子汤加丹参、郁金、三七、鸡内金作为出院带药。为方便服药，将药制成散剂，温开水兑服，每次10 g，日服2次，坚持服用2个月。

按语：肝病初期失治或误治，到了后期大多病重，痞满燥实，中西难治。先生数十年临床，总结出利湿退黄、攻下逐瘀、时时扶正的方法，治疗此病确有疗效。其攻下逐瘀，必见痞满燥实，所谓痞者，心下痞塞坚硬，则用枳实破气结；满者，胁肋腹满，则用厚朴清气满；燥者，便结难解，则用芒硝润燥结；实者，腹痛满拒按，则用大黄泻积热；瘀者，肝大舌暗，则用丹参、水蛭、三七破瘀结。在此基础上若能辨清体质之虚实、湿瘀之轻重，增减药物及用量得当，其效更佳。

3. 肝囊肿

廖某，男，46岁。主诉：右胁隐痛不适，伴头昏重，食欲减退1月。经西医医院检查诊断为肝囊肿，除手术外无特效药治疗，而患者不愿手术。诊见面色萎黄，精神疲倦，右胁胀痛，痛处不移，伴口干苦，渴不欲饮，纳差脘胀，小便色黄，大便初硬后溏。舌质偏暗，舌苔微腻，脉濡微弦。

诊断：胁痛

辨证：肝失疏泄，水湿内聚

治法：疏肝理气，运湿化浊

方剂：四逆散合五苓散加减

药物：柴胡10g　枳壳15g　黄芩15g　陈皮10g

赤芍20g　茯苓15g　薏苡仁20g　桃仁10g

延胡索20g　青皮15g　甘草5g

二诊：胁痛减轻，头昏不重，食欲稍增，二便正常，余症仍存。此药已对症，湿邪渐去，肝气渐疏，再宗前意，原方去黄芩、青皮、赤芍，加当归15g、没药10g、枸杞15g，以兼养肝、活血、畅络，因病变部位特殊，短时难奏速效，予服10剂后再诊。

三诊：右胁已不痛，面色已转润，神倦明显好转，口不渴，但食量仍不如前，B超复查提示囊肿明显缩小，边缘清楚，内无液性暗区。舌质淡，苔薄润，脉沉细。此时肝之疏泄虽复，但脾胃功能不足，拟采用健脾和胃、化湿助运之法治之。处方：炒白术20g、山药30g、炒扁豆20g、茯苓15g、当归15g、砂仁10g、陈皮10g、炒谷芽15g、太子参20g、桔梗10g、丹参20g、炙甘草8g。再进10剂，将药制成散剂，每次10g，每日2次，温开水兑服，随访半年，未见复发。

按语： 本病病位虽在肝，但受病在脾，故其治疗应疏肝气、健脾胃、化水饮为主。先用四逆散疏肝，五苓散化湿，佐黄芩清热，待湿去肝疏时，重点健脾助运，故囊肿得消，此仲景所谓"见肝知病，知肝传脾"之意。

4. 高血压

兰某，男，42岁。主诉：头晕健忘，头顶胀痛6年。患者确诊原发性高血压病6年，曾服西药北京降压灵、罗布麻片及卡托普利等，其效均不佳。就诊时血压为180/100 mmHg。诊见头晕健忘，头顶胀痛，话语快急，失眠多梦，面部潮红，心烦口苦，舌质红，苔薄黄，脉沉弦硬。

诊断：头晕

辨证：肝阳化风

治法：平肝潜阳，清火熄风

方剂：二决汤加减

药物：石决明30 g　　　草决明30 g　　　夏枯草30 g　　　钩藤30 g

　　　黄芩15 g　　　　牛膝10 g　　　　益母草30 g　　　夜交藤20 g

二诊：上方服用6剂后，头顶胀痛、面色潮红、心烦口苦症状消失，头晕健忘、失眠多梦症状减缓，舌质稍红，苔薄少津，脉沉偏硬，血压150/90 mmHg。药后肝热症状消除，风阳仍在，续用潜阳熄风法治，原方去黄芩予服3剂。

三诊：诸症已无明显感觉，偶有头晕，时现胀痛，血压135/85 mmHg。为巩固疗效，使血压完全恢复正常，予二诊原方3剂，嘱其每周监测血压2次，以后若有头晕胀痛可依原方诊疗，忌烟酒，少激动，保持心态平衡。随访3年，血压正常。

按语： 高血压属于中医"眩晕病"范畴，为中老年人的常见多发病，其发病原因与烟酒、情绪有关，病机多为肝阳上亢，风阳上扰，治以平肝潜阳、清火熄风法，治疗肝阳上亢的高血压，多获良效。年龄偏大可加丹参、川芎；肝热明显加黄芩、栀子；血压过高加牛膝、益母草，若能灵活加减，则疗效更佳。二决汤为先生验方，方由草决明30 g、石决明30 g、钩藤30 g、夏枯草30 g组成，水煎服，一日一剂。

方歌： 高血压病二决汤，草石决与夏枯良，钩藤煎服日一剂，十二剂服可复常。

5. 脑梗死

田某，女，50岁。主诉：半身不遂，语言不利1月。中风复苏后，住院治疗月余，仍口眼歪斜，语言不利，右半身不遂。诊时血压 180/100 mmHg，诊见头痛、眩晕、面赤、神昏、腰胀满、大便秘结、小便短赤，舌红苔黄厚微腻，脉弦数。

诊断：中风

辨证：风痰阻络

治法：平肝熄风，化痰通络

方剂：蝉衣升降散

药物：蝉蜕 18 g 僵蚕 10 g 姜黄 10 g 瓜蒌仁 10 g
　　　菊花 10 g 石决明 20 g 蛤蚧粉 20 g 青黛 6 g
　　　大黄 6 g

600 mL 水煎两次，共取汁，趁热溶芒硝 15 g，兑鲜竹沥 100 mL 于内，分 3 次一日服完。患者服药 2 剂后，即便通、神清，诸症减轻。遂于上方去大黄、瓜蒌仁改用瓜蒌皮，再服 10 剂，血压明显下降，可搀扶下床便溺，续予育阴潜阳、化痰通络之剂，调理月余，已能携杖而行。

按语： 患者半身不遂，固因阳化内风。风痰阻络，郁而化热，热极生风，风助火势。故刻下头痛、眩晕、神昏，热在上焦；面赤、腰胀，热在中焦；小便短赤、大便秘结，热在下焦；舌红苔黄厚，脉弦数，乃热邪壅滞三焦之象。上焦如雾，升而逐之；中焦如沤，疏而逐之；下焦如渎，决而逐之。故用升降散，升降气机，散邪解郁，使火郁发之。气机得畅，风邪自疏，火势自熄，痰饮自散，经络自通。白老治疗中风，并非一味益气活血，乃切中病机，有的放矢，方竟全功。

6. 膈肌痉挛

陈某，男，53 岁。主诉：呃逆反复发作 3 月。初因受凉始发，服镇静药而愈。月前复发，日益频繁，服镇静药无效，唯用针灸治疗，可暂缓解，针后稍久又发作。由于多方治疗未获痊愈，曾疑为膈肌占位性病变而赴医院作全面检查，诊断为膈肌痉挛。经服西药十余日，呃逆仍时有发作。诊时，呃逆连声，呃声欠壮，面色青白，痛苦表情，衣着偏厚，精神疲惫，食少不渴，苔白滑满布，脉沉细而迟。

诊断：呃逆

辨证：阳虚里寒，肝急胃逆

治法：温阳散寒，缓肝降逆

方剂：芍药甘草附子汤

药物：白芍 30 g　　　甘草 15 g　　　附子^(炮)10 g

二诊：3 剂尽，已半日未作。精神好转，面有悦色，苔转薄白，脉沉一息五至，予柴芍六君子汤（其中芍药 20 g、甘草 10 g）肝胃并调，令服 5 剂，未再发作。

按语：芍药甘草汤有和营、缓急、止痛之功，仲景用以治脚挛急。膈肌痉挛与脚挛急，虽病位不同，但病机相同，均属筋脉失养而致痉。白老举一反三，异病同治，以芍药甘草汤治膈肌痉挛。考其病因，乃阳气内虚不能濡养筋脉，阴寒收引而致膈肌痉挛，加附子破阴回阳。芍药甘草附子汤，其要点在于"虚故也"。以其人本虚，故致痉，用柴芍六君子汤善后。

7. 胆囊结石

苏某，男，48 岁。主诉：胃脘引右胁痛半年。半年前突发胃脘引右胁痛，阵发性加剧，医院诊断为急性胆囊炎伴胆石症，经手术治疗，两月出院。近几个月来右胁胆区常呈隐痛，经再度检查，为术后粘连，胆囊泥沙样结石残留，嘱中药治疗。诊时，右胁隐痛，饮食尚可，二便正常，余无不适。舌苔薄白，脉细弦。

诊断：胁痛

辨证：胆腑瘀滞，肝气失畅

治法：疏肝利胆，消瘀止痛

方剂：大柴胡汤加减

药物：柴胡 10 g　　　黄芩 10 g　　　大黄^(同煎)10 g　　　枳实 10 g

　　　白芍 20 g　　　金钱草 30 g　　　三七粉 8 g^(冲服)　　　甘草 10 g

按语：水煎服 3 剂后，症状消失。令常服金金汤 3 月。经服用 4 月，疼痛未再复作。经超声波检查，胆内已无结石残留。金金汤的组成：鸡内金粉 10 g、金钱草 30 g。用水 450 mL，纳金钱草煎至 160 mL 去渣，分三次，送服鸡内金粉，远食服，有磨积消坚、利水涤石之功，主治内脏结石或术后结石残留，如肝胆结石、肾结石、尿路结石、膀胱结石等。方中二药合用，凡对已确诊为内脏结石者，术前予服，有利手术进行，减少砂石清除；术后予服，有利消涤砂石残留；久服有预防砂石复结之效。鸡内金，甘、咸，平微温，归脾、胃、小肠、膀胱经，有消积滞、利水涤石之功。主治各内脏结石及淋病、水肿等。《本草经疏》记载"肶是鸡之脾，乃消化水谷之所"。《医学衷中参西录》中载"鸡内金：鸡之脾胃也，其中原含有稀盐酸，故其味酸而性微温，中有瓷、石、铜、铁皆能消化，其善化瘀积可知"。金钱草，甘、微寒，入肝、胆、肾、膀胱经，具有清热化结、活血消坚、利水通淋作用。主治泌尿系结石、胆管结石、砂淋、肝硬化腹水等。《中国药典》云："利湿退黄，利尿通淋，解毒消肿。用于湿热黄疸，胆胀胁痛，石淋，热淋，小便涩痛，痈肿疔疮，蛇虫咬伤"。

（四）脾系疾病

1. 幽门狭窄

雷某，女，57岁。主诉：反复食后脘胀呕吐3月，复发3日。患者3月前食后脘胀嗳气，继则呕吐未消化食物，日复一日，食后呕吐益甚，经检查诊断为"幽门狭窄"，治疗两月，初愈。诊时呕吐如前已3日；形体衰惫，精神抑郁，时有嗳气，吐后胃空心难，大便干燥，两日未解，小便少，舌淡有瘀点，苔薄白，脉细弱。

诊断：反胃

辨证：胃虚气逆，幽门瘀阻

治法：活瘀通幽，补虚开结

方剂：通幽汤合旋覆代赭汤加蜣螂

药物：熟地10 g　　旋覆花8 g　　代赭石30 g　　半夏15 g

　　　生姜10 g　　党参20 g　　桃仁6 g　　　红花3 g

　　　炙甘草5 g　　贝母6 g　　　蜣螂3个

蜣螂与巴豆同炒后，去巴豆，水煎服。

二诊：服上方3剂后吐胀消失，饮食复常，已半月余无痛苦感。近日因与邻居争吵后，又觉胃胸不适，旧病复发，故再求治。诊时精神较好，自觉胸胁微胀，偶有嗳气，大便微燥，小便正常。舌淡，苔薄白，予疏肝扶脾之柴芍六君子汤加火麻仁，令服两剂，后随访一年未复发。

按语：蜣螂，俗称"推车客""推屎爬"。每年四至八月始出，余时多入土而藏。常夜出觅食，昼日潜藏，喜栖息于猪、牛及人粪堆中掘穴藏居，吸食动物尸体及粪尿等。据《汤液本草》载："气寒、味酸、有毒。"《本草纲目》载："入手足阳明、足厥阴肝经。"《金匮要略·鳖甲煎丸》用蜣螂"以破瘀开结",《孙天仁集效方》用以"治膈气吐食"。幽门为胃之下口,小肠之上口,食谷入胃,腐熟后必出幽门入于小肠,有如粪堆之所,故取蜣螂喜掘粪穴居之性以通其幽,有如水蛭之嗜血而祛瘀,地龙善凿隧而通络也。孙天仁氏用以治膈气吐食,与今幽门梗阻病症无异,先生据此,以蜣螂配伍于随证方中,治愈幽门梗阻呕吐证。

2. 功能性消化不良

杨某,女,30岁。主诉:食不知味1月。患者食不知味1月,别无不适。脉弦缓,舌质暗红。

诊断:厌食

辨证:瘀血阻络,痰热壅结

治法:活血化瘀,清化郁热

方剂:血府逐瘀汤

药物:柴胡7g　　川芎7g　　红花7g　　赤芍7g

　　　当归7g　　桃仁9g　　郁金9g　　茵陈12g

　　　丹参15g　　石菖蒲5g

按语:服3剂,知咸辣味。原方略为加减,迭进7剂而愈。此症名舌痹,见《赤水玄珠》。《内经》云:"心气通于舌,心和则能知味矣。"患者因境遇拂夺,心情郁结,致心火灼痰,痰热壅结,阻滞脉络,心气不能上通于舌而为病,故投血府逐瘀汤加减而奏效。

3. 慢性肠炎

江某,女,42岁。主诉:大便次数增多、不成形6年。平素大便每日3~4次,若遇食生冷或劳累过度或情绪不畅则6~7次,便时多夹黏液,时带脓血,伴肠鸣腹痛,肛门坠胀,腹胀乏力。诊见面色萎黄,形体偏瘦,舌质淡暗,苔薄黄腻,脉弦缓滑。

诊断:泄泻

辨证:肝胆脾虚,湿毒滞肠

治法:健脾抑肝,清热化湿,调气行血

方剂：乌红败酱方

药物：乌梅 20 g　　大血藤 20 g　　败酱草 20 g　　黄连 6 g

　　　　木香 10 g　　炒白芍 20 g　　当归 15 g　　　茯苓 15 g

　　　　煨葛根 15 g　山药 20 g　　　太子参 20 g　　薏苡仁 20 g

二诊：服药后大便每日 2～3 次，黏液脓血已无，腹痛减轻，时有肠鸣，仍感乏力，舌质淡暗，苔已不腻，脉沉细缓。此药已中病，湿滞已除，但虚瘀明显，原方去大血藤、败酱草、黄连，加炒白术 20 g、补骨脂 20 g、丹参 20 g，续服 10 剂。

三诊：二诊 6 剂后，仅不耐劳累，若食生冷，仅当日大便 2 次，为巩固疗效，以求远期效果，予参苓白术散方制成散剂连服一月，嘱忌生冷油腻半年，肠炎未再复发。

按语：乌红败酱方即为扶正、祛邪、行血兼施的代表方，用于慢性肠炎多获良效。乌红败酱方中太子参、茯苓、山药健脾益气，使脾健水湿运化有权，不止泻而泻止；乌梅、白芍柔肝缓急，止痛止泻；木香、黄连擅治泻利；大血藤、败酱草辛苦微寒，合用解毒排脓，亦善止痛；煨葛根辛温气平，升阳止泻；当归性温，养血活血，可祛病久入络之瘀。全方共奏健脾抑肝、清热利湿、行气行血、止痛止泻之功。慢性肠炎属中医"久泻"范畴，其病缠绵，易于复发，治疗颇为棘手。其病例既有湿毒滞肠，又有病久脾虚，还有气滞血瘀，故治疗既要扶正，又要祛邪，并兼以行血。

4. 慢性结肠炎

吴某，女，52 岁。主诉：腹痛即泻，泻后痛止 3 年。患者腹痛即泻，泻后方舒，能食不胀，西医诊断为慢性结肠炎，服西药未见好转。诊时痛泻如上所云，舌苔薄白，脉弦缓。

诊断：泄泻

辨证：肝气郁结

治法：疏肝解郁

方剂：痛泻要方加减

药物：陈皮 10 g　　白芍 20 g　　炒白术 15 g　　防风 10 g

姜黄 10 g　　柴胡 10 g　　甘松 8 g　　大血藤 30 g

甘草 10 g

3 剂告愈，继以柴芍七味白术散巩固疗效。

按语：痛泻要方由白术、白芍、陈皮、防风组成，有疏肝补脾之功。经曰："痛责之肝，泻责之脾。"该方主治肝郁脾虚、肠鸣腹痛、大便泄泻、泻必腹痛、苔薄白、脉弦缓。先生常以此方加减治疗慢性痛泻有良好效果。痛泻一证，前人早有定论，乃肝郁脾虚，木旺侮土，肝木乘脾，故以疏肝补脾之法。甘草 10 g 配白芍（即芍甘汤），乃和里、缓急、止痛之意，再配姜黄（扩胆管，疏泄胆汁）以加强柴胡与芍甘之疏肝作用。甘草配白术增强补脾之功，以大血藤清肠胃之热（大血藤即红藤，为肠胃清热消炎之要药，故张景岳以红藤煎治肠痈），更加甘松配防风，理肠道之风而痛泻止。甘松为肠鸣下泻清稀、风涎之要药。诸药合用故收良效。善后予柴芍七味白术散疏肝补脾而和胃肠，胃家和而肝不侮脾也。

5. 便秘

程某，女，49 岁。主诉：大便干燥，数日一行 8 年。诊时自述大便 3～5 天甚或 7～8 天一次，常为干硬团块或如羊屎，伴胸胁脘腹胀满，口苦口干，便结严重时需用开塞露或灌肠，甚或手抠方能排出，曾用大黄、番泻叶、芒硝泡水服，亦用牛黄解毒片、黄连上清丸、麻仁丸及西药果导片、酚酞等，皆为初始有效，后亦复常。诊见舌质偏红，苔薄黄少津，脉沉细弦。

诊断：便秘

辨证：肝脾不和，肠燥津亏

治法：疏肝健脾，增液润肠

方剂：小柴胡汤合增液汤加减

药物：柴胡 10 g　　黄芩 30 g　　法半夏 10 g　　草决明 30 g

　　　白术 50 g　　生地 50 g　　玄参 20 g　　　麦冬 20 g

　　　火麻仁 30 g　炙甘草 8 g

二诊：服上方 3 剂后明显见效，间日大便一次，且已不成羊屎状，只余排时费力，口苦、口干、胁腹胀满明显减轻，诊得舌质稍红，苔薄少津，脉象沉细。因肝胆郁热不重，为防苦寒伤阴，原方黄芩用量减半，继服 5 剂，每日服 2 次。

三诊：现已能每天晨起排便，且已滋润，仅排便时间稍长（大约 10 分钟），舌质稍淡，苔薄润不燥，脉沉细。此肝胆郁热已除，胃气亦和，脾肺气虚症明显，治以补气润肠为主。原方去柴胡、黄芩、半夏，加黄芪 20 g、南沙参 20 g、枳实 10 g，以善后巩固疗效，嘱其每天服 1 次，坚持 20 天。

按语： 顽固性便秘，临床颇为难治，先生以小柴胡汤合增液汤加减治之。小柴胡汤重用黄芩疏利肝胆郁热以和胃气；增液汤滋阴清热，使舟得水行；重用白术、炙甘草健脾养阴，增强肠蠕动；火麻仁润肠通便。全方共奏利胆和胃、增水行舟之功，正和仲景"上焦得通，津液得下，胃气因和"之意，则大便自畅矣。

（五）肾系疾病

1. 急性肾小球肾炎

王某，女，39 岁。主诉：睑面浮肿 2 天。一天前下地劳动后当夜感恶寒、身痛、咽痛、睑面浮肿，小便量少，第二天随即出现腰酸乏力，不欲饮食。诊时，血压 180/100 mmHg，尿常规检查，尿中有白细胞、红细胞管型及蛋白，西医诊断为急性肾小球肾炎。诊见舌质稍红，苔薄黄，脉浮弦。

诊断：水肿

辨证：风水相搏，脉络损伤

治法：宣肺祛邪，利尿止血

方剂：益夏车前汤加味

药物：益母草 30 g　　　夏枯草 30 g　　　车前草 30 g　　　炙麻黄 10 g

　　　石韦 15 g　　　　白茅根 15 g　　　石决明 30 g　　　蒲公英 30 g

二诊：恶寒、身痛、咽痛已消失，小便量增多，睑面浮肿消退过半，食量渐增，唯腰酸乏力仍存，血压 150/90 mmHg，舌已不红，苔薄不黄，脉沉弦。此时药到病退，宜乘胜追之。但邪毒已去，故原方去炙麻黄、蒲公英，加大蓟 20 g、泽泻 10 g、蒲黄炭 5 g，以增强利尿止血之功，每二日 1 剂，嘱服 5 剂再诊。

三诊：4 剂后小便正常，浮肿亦消，饮食有味，可以进行轻微体力劳动，但仍不能劳累。血压 120/85 mmHg，尿常规检查仅蛋白（+），诊见舌质淡，苔薄润，脉沉细。此时病邪已去，但正气未复，尚不能停药，故二诊方去石决明、夏枯草、白茅根,加黄芪30g、山药30g、白术20g、蚕茧壳2个(烧灰存性),共5剂,健脾益气,固本善后。

按语:急性肾小球肾炎(风水水肿),为感邪后急发,若诊治及时则病程短,预后好,但若失治或治不及时,久延成慢性,治疗就很棘手,且病程长,预后差。益夏车前汤利尿止血、祛邪解毒功能很强,若能随其症而灵活加减,临床治疗肾小球肾炎多可获良效。益夏车前汤由益母草30~50g、夏枯草30g、车前草30g组成。

加减举隅:①蛋白尿不退,从(+)增至(++),加石韦15~30g。红细胞(++),加白茅根30g、夜交藤30g、旱莲草15g、茜草10g;白细胞(++),加蒲公英15g,或银花10g,或凤尾草30g;如白细胞增为(+++)加蒲公英30g,或白花蛇舌草30g、银花12g。②肉眼可见血尿时加乌敛莓、大蓟根各30g,或铁苋菜12g、生侧柏叶15~30g。③透明或颗粒管型不退加泽泻、防己各10g,或萹草30g、白英12g。④粘丝连续不减退加苍耳子草10~15g。急性期出现呕吐、头晕、尿频、尿少可加益母草30~60g,部分尿量增多而色清白的慢性或迁延期患者,加怀山药、乌药等。

2. 肾性水肿

范某,男,65岁。主诉:下肢浮肿3年。医院检查显示肾功能正常,曾服中西药治疗无效。诊时,精神尚可,下肢浮肿至踝上,按之微陷,皮色不变无角化,温度偏低,自觉行路偏重乏力,尿短少,能食,睡眠偏多,口不渴,舌质偏淡,脉细软无力。

诊断:水肿

辨证:气阳两虚,水气潴留

治法:益气温阳,利水消肿

方剂:黄芪羊藿消肿汤

药物:黄芪20g   淫羊藿20g   防己12g   茯苓20g

       黑大豆50g

二诊:5剂尽,肿消过半,只留每日午后略有浮肿,原方加生姜10g,再服

5剂，肿消尽，续服5剂，半年未再复发。

按语： 黄芪羊藿消肿汤（先生自拟方）由黄芪、淫羊藿、防己、茯苓、黑大豆组成，有益气、温阳利水、消肿之功。主治老年性气阳两虚，不明原因之下肢浮肿，而诸药无效者。黄芪，甘、微温，归肺、脾经，生用益气固表，利水消肿，治自汗、盗汗、血痹浮肿；炙用补中益气，治一切气衰血虚之证。淫羊藿，辛、甘温，归脾、肾、经，具有补肾壮阳之效，能振奋亢阳，兴奋性机能，能坚筋骨、益气、强志，温阳而不燥。二药合用，既能益气温阳、利水消肿，又能增强抗力，提高免疫力；配防己、茯苓，加强利水消肿之功。黑大豆，性味甘平，有活血利水、祛风解毒之功，治水肿风毒脚气。

3. 血尿

范某，男，28岁。主诉：血尿1月余。1月余前，患者突然出现血尿，但无痛感。小便常规显示"肉眼血尿"，RBC(+++)。疑为结石，用药半月余，症状不见好转。静脉肾盂造影，提示膀胱炎。医生根据现有症状，体征（全身乏力，不思饮食等）认为不能排除结核，故给予异烟肼、维生素B、卡那霉素治疗，用药半月，病情仍无好转，小便镜检提示：RBC(++++)。就诊时，血尿时无痛等不适感，自觉全身乏力，不思饮食，口时苦时酸，大便正常。诊见舌淡，苔微腻而黄，脉缓弱。

诊断：血淋

辨证：湿热下注，气不摄血

治法：清热除湿，益气止血

方剂：小蓟饮子加减

药物：小蓟20g　　　大血藤20g　　　白及20g　　　夜交藤20g
　　　夏枯草30g　　　黄芪20g　　　　知母10g　　　白茅根15g
　　　怀山药30g　　　三七粉10g　　　陈皮10g　　　甘草3g

二诊：连服2剂，血尿明显好转，RBC(+)，全身症状稍有减轻，尿呈微黄色，处以黄芪20g、知母10g、山药30g、车前仁10g、夜交藤30g、夏枯草30g、大血藤30g、小蓟10g、陈皮10g、白及10g、甘草3g。

三诊：二诊方服2剂后，小便已正常，镜检血尿阴性，口酸已不明显，唯全身乏力，夜间腰痛，睡眠欠佳。处方：佩兰 10 g、车前仁 30 g、山药 30 g、续断 30 g、夜交藤 30 g、夏枯草 30 g、大血藤 30 g、黄芪 20 g、党参 20 g、知母 10 g、甘草 3 g。

上方服 2 剂后，症状完全消失，遂停药观察，后经多次检查，小便均无异常反应，血尿未再复发。

按语：血尿，中医称为"溲血""溺血"。多因湿热之邪，扰及血分，脉络损伤，血液下注膀胱所致。《诸病源候论》说："心主于血，与小肠合。若心家有热，结于小肠，故小便血也。"《幼科证治准绳》："溺血者，盖心主血，与小肠相合，血之流行，周遍经络，循环脏腑，若热聚膀胱，血渗入脬，故小便血出也。"然而，脾虚失运，血随气陷，迫血妄行而从小便出者，亦不少见。由此，血尿一症，有虚有实，亦有虚实夹杂者。本例患者，正是因为湿热久聚膀胱，损伤经脉，迫血外溢，日久致虚；气虚则脾气易陷；脾气陷则不能统血，加重失血之症。如此往复，形成恶性循环。纯利湿则正气愈虚，血亦难止；纯补虚利湿热之邪，无道可出，血尿之因仍在，唯取"攻补兼施"之法，使脾气复其上升之性，膀胱不再容邪，正复邪去则血尿自止矣。

4. 肾病综合征

杨某，男，41 岁。主诉：确诊肾炎 6 年。西医治疗后常有反复，近因发热、水肿、尿少而到三台某医院检查，诊断为慢性肾炎、肾病综合征而住院 2 月。曾先后用激素、雷公藤片及采用补充血浆蛋白治疗，热虽退但水肿尿少症状明显。诊见病人面色苍白，眼周晦暗，面呈满月，精神萎靡，全身水肿，尿量 24 小时不足 500 mL，纳呆食少，时有恶心，大便溏泻，渴不多饮，倦怠短气。舌质淡红，边有瘀点，舌下脉络淡紫，舌苔薄润，脉沉涩。

诊断：劳淋

辨证：脾肾两虚，湿瘀互结

治法：健脾温肾，益气化瘀

方剂：慢肾方加减

药物：西洋参 6 g　　益母草 30 g　　黄芪 30 g　　炒白术 10 g

　　　茯苓 10 g　　桂枝 10 g　　仙灵脾 10 g　　巴戟天 10 g

墨旱莲 10 g   枸杞 10 g   丹参 20 g   熟地 15 g

鹿角胶 6 g   三七粉 6 g^{（冲服）}

二诊：服药 10 剂后，小便增多，水肿渐消，大便正常，饮食亦增，药已投症，病亦渐去，原方去旱莲、桂枝，西洋参改用太子参，鹿角胶改用鹿角霜。

三诊：上方续服 3 月余，水肿全消，食量正常，面转红润，诊见舌质淡红，舌下脉络正常，脉仍沉细。此湿去瘀消，正气渐复，停用汤药，重在调养，嘱用黄芪、白术、枸杞子制成散剂，开水调服，每日 1 次，以善后巩固疗效。

按语： 慢性肾炎、肾病综合征，属中医"劳淋"范畴。劳者，有劳于脾，有劳于肾。劳于脾者，脾虚水液难以运化，停滞而肿；劳于肾者，肾虚气化失司，水湿停滞而肿。湿为阴邪，缠绵难去，病久入络，终致气阴两虚、湿瘀互结、寒热错杂，故治疗多难。慢肾方主治肾病综合征，由西洋参 6 g、黄芪 30 g、白术 10 g、茯苓 10 g、桂枝 5 g、炙甘草 6 g、枳实 10 g、仙灵脾 10 g、巴戟天 10 g、鹿角胶 6 g，旱莲、女贞、枸杞、丹参、车前子、熟地、山茱萸各 10 g，阿胶、龟胶、红花、黄柏各 6 g，益母草、夏枯草各 20 g 组成。上药为末，炼蜜为丸，每丸重 10 g，每次一丸，日 3 次。禁高盐、高蛋白，宜高糖。上药量为一剂量共 220 g，五剂为丸，可服一月。慢肾方坚持服用可恢复肾功，具有调整寒热、益气阴、祛湿邪、健脾肾，标本兼顾之功，临床屡用屡效，且有较好的远期疗效，实为治疗慢性肾炎、肾病综合征之良方。

5. 尿毒症

陈某，女，51 岁。主诉：面浮肢肿反复发作 10 余年。患者数易中西医治疗，终未痊愈，实验室血常规检查显示血红蛋白 60 g/L。患者少尿腹胀，恶心呕吐，纳差乏力，口有尿臭，面浮肢肿，头晕耳鸣，腰膝酸软，心烦心悸，面浮蜡黄，且伴色素沉着，舌淡偏胖，苔白而腻，脉沉细濡。

诊断：水肿

辨证：脾肾阳虚，湿浊中阻

治法：健脾温肾，泄浊降逆

方剂：补肾温阳降浊汤加减

药物：白参 6 g   熟附片 15 g   白术 15 g   淫羊藿 30 g

茯苓 30 g　　陈皮 10 g　　法半夏 15 g　　鹿角胶 10 g

肉苁蓉 20 g　　白茅根 10 g　　巴戟 15 g　　鸡内金 20 g

二诊：服前方 10 剂后尿量增多，肿亦渐消，口无尿臭，呕恶减轻，食量增加。后又 10 剂，尿量正常，尚有夜尿 2 次，肿已全消，已不恶心，饮食乏味，头有时晕，耳鸣不减，时有腰酸。诊见面色苍黄但不浮肿，舌质淡，脉沉细。此据病程、脉症合参，脾肾两虚、精血不足明矣，治当健脾益肾、补益精血。处方：白参 10 g、黄芪 30 g、白术 20 g、当归 15 g、熟地 20 g、枸杞子 20 g、肉桂 5 g、陈皮 10 g、茯苓 15 g、鹿茸 3 g，嘱其续服 20 剂。

三诊：患者自述食欲有味，腰已不酸，夜尿 1 次，耳鸣减轻。诊见精神尚可，面色稍黄，面斑渐退，舌质偏淡，苔薄润，脉沉细。复查血红蛋白 105 g/L，尿常规正常，肾功亦趋正常。此邪去正未复，续予八珍汤加山药、砂仁、桔梗、石菖蒲，制成散剂，开水调服，每二日 1 次，每次 5 g，以补益气血，兼顾脾肾，嘱其服用半年。

按语： 尿毒症由慢性肾炎迁延不愈发展而来，其本虽在脾肾，但涉及气血阴阳，临床治疗非常棘手，辨证准确，用药精当，亦需调养一年半载方能稳定疗效。补肾温阳降浊汤治疗尿毒症，若能随其病情加减得当，临床每获良效。

6. 前列腺增生

秦某，男，63 岁。主诉：小便点滴而出反复发作 1 年多，复发 1 天。小便不尽，尿后点滴，数医其效不著。前日因劳累饮酒，今日晨起小便不通，少腹胀急，大便未解。诊见患者面容痛苦，其尿道灼热疼痛，尿色黄赤，犹如浓茶，按压小腹，欲便不能，且有胀痛，诊得舌质红，苔黄厚腻，脉沉弦数。

诊断：癃闭

辨证：湿热蕴结，气机不畅

治法：清热、利湿、通窍

方剂：八正散加减

药物：滑石 15 g　　车前草 30 g　　瞿麦 15 g　　大黄 6 g^(后下)

　　　灯芯草 5 g　　通草 5 g　　淡竹叶 10 g　　皂荚 10 g

石韦 20 g　　　　白茅根 10 g

二诊：药后能自行排尿，但仍不通畅，腹痛已止，大便已通，余症减轻，舌稍红，苔薄黄，脉沉数。此热蕴已退，但仍未尽，继以清热利湿。用原方加减：瞿麦 15 g、萹蓄 15 g、石韦 20 g、白茅根 10 g、前仁 10 g、通草 5 g、桂枝 10 g、小蓟 15 g、炮山甲①5 g、蝼蛄 10 g。

三诊：二诊药尽，小便已畅，尿后仍有点滴，自觉腰酸，不耐劳累，舌质淡暗，苔薄不黄，脉沉细，左尺为甚。此癃闭症愈，肾虚夹瘀明显，拟温肾活瘀善后。处方：鹿角霜 100 g、炮山甲 50 g、蝼蛄 100 g、丹参 200 g、茯苓 200 g，共研细末，每次5 g，每日 2 次，温开水兑服，随访半年，癃闭未复发，小便亦畅。

按语：癃闭一病，老年多见，缓者为癃，急者为闭，如不速诊，亦可危及生命。本例患者因湿热蕴结，气机不利，阴窍不通所致。以大黄苦寒泄热通便，皂角辛咸通利关窍，白茅根凉血止血，滑石及其他诸药清热渗湿利尿，俾湿热去，气机畅，关窍通，则癃闭自解矣。患者年老肾虚，前列腺功能减退，又多夹瘀，后期用温补脾肾，活瘀散结之药治之，不但可防止癃闭复发，而且可治疗前列腺增生，这是先生治此病的独到之处。

7. 老年性遗尿

患者姚某，男，63 岁。主诉：遗尿 3 日。3 日前夜卧，眼刚闭，便不自觉而遗尿，连夜如此。询之，壮年参军时曾在部队患夜尿症。经部队治疗月余而愈。转业后在单位又再复发，经中药、针灸治疗 2 月余告愈。今已复遗 3 日，连夜入睡时目刚闭即遗，醒后裤、被皆湿。饮食如常，昼略有倦意，伴口渴引饮，舌红润，苔薄白，脉细，两尺细软无力。

诊断：遗尿

辨证：肾不纳气，气津两虚

治法：补肾纳气，益气生津

方剂：生脉春泽汤加减

药物：泡参 30 g　　　　五味子 15 g　　　　麦冬 20 g　　　　龙牡各 30 g

---

① 本书所载药材中涉及某些濒危或保护动植物，仅用于对中医药知识的学习，对于任何形式的野生动物或植物的使用均需遵守国家相关法律法规。

| 枸杞 30 g | 乌梅 15 g | 桂枝 8 g | 猪苓 20 g |
| 泽泻 20 g | 茯苓 30 g | 白术 10 g | 炙甘草 6 g |

二诊：服上药 1 剂，已两夜未遗，口渴减，余无不适，效不更方，原方加山茱萸 15 g，以加强摄肾气而缩小便之功。

三诊：服上 2 方后，已五夜未遗，夜尿如常　次，口已不渴，饮食、睡眠、精神复常，尺脉虽细而有力，拟用都气丸：五味子 15 g、熟地 20 g、山茱萸 20 g、牡丹皮 10 g、泽泻 20 g、茯苓 20 g、山药 30 g、煎服 2 剂，用鸡肠干粉每次 5 g（取鸡肠洗涤晾干，瓦上或烘箱内烘干，研成细粉，备用，6～15 岁每次 3 g，用黄酒冲服，连用 1～2 周即可）。2 剂后复诊，夜尿已未再遗。

按语： 遗尿一证，常为儿童患之，年老而患病遗，证属少见。且治遗尿之法，常以温肾助阳的缩泉丸、固脬汤之类。今老年遗尿以生脉春泽汤加味而愈者，取生脉龙牡以益气生津、纳气固摄也；春泽汤，益气而利州都，化气而复小水。春泽汤系仲景五苓散加人参，仲景五苓散为治疗膀胱蓄水而设。膀胱蓄水乃气化失职，水蓄不行，故以"消渴小便不利"为主症，今小便遗而用者，意在复膀胱气化之职，蓄水者愈，尿遗者或可愈，因同为膀胱失职之病机，故取而用之。患者年过六旬，兼尺脉虚软，肾气虚而无力职司膀胱之气化。合以参麦五味龙牡纳气、益气而固摄，标本兼顾，故收效良。

8. 小便不禁

夏某，女，36 岁。主诉：小便失禁 5 年，加重 2 年。1981 年 3 月因痔疮破裂出血过多，事后头昏腰酸，纳少乏力。同年 7 月畏寒高热，肉眼血尿伴尿急尿痛，经住院治疗症状消失出院。以后平时无症状，但于疲劳、用力干活或咳嗽时则小便外溢，休息或服补肾固涩药后症状减轻，因干农活及家人工作繁忙没有坚持治疗，每于发作时按此法处理。近 2 年来病情逐渐加重，出现体倦乏力，腰膝酸软，尿意频数，滴沥不断，小腹及会阴坠胀，曾请数医诊治，病仍未愈。诊时见面色萎黄，精神不振，唇舌偏淡，苔薄白，脉象沉细，尤以尺脉为甚。

诊断：膀胱咳

辨证：脾肺气虚，肾气不固

治法：益气升阳，温肾固涩

方剂：补中益气汤加减

药物：太子参 20 g　　炒白术 20 g　　升麻 15 g　　黄芪 30 g

　　　　柴胡 10 g　　　肉桂 5 g　　　桑螵蛸 20 g　　益智仁 20 g

　　　　山药 30 g　　　菟丝子 20 g　　覆盆子 20 g　　炙甘草 8 g

二诊：服上方药后，腰酸体倦、尿频尿滴均有好转，余症及舌脉同前。此药始见效，方药不变，继原方续服 5 剂。

三诊：尿频消失，腰酸体倦较轻，会阴及小腹坠胀无明显改善，舌脉无明显变化，但尺脉稍显有力。仍继原方加西洋参 10 g，嘱 10 剂后再诊。

四诊：小便不禁及腰酸消失，但若过于疲劳，小便仍有少量外溢，小腹及会阴坠胀明显减轻，面色萎黄亦有明显改善，唯脉象仍较沉细。病趋痊愈，且无他症，再守上方 10 剂。

五诊：面色荣润，神清气爽，劳累亦未出现小便外溢，小腹及会阴未感不适。舌淡红，苔薄润，脉平和，小便不禁之顽症已告痊愈。为进一步巩固疗效，嘱每月服 2 瓶补中益气丸和桂附地黄丸。

按语： 小便不禁，临床多见于病后体弱或高龄老人。本例患者初因痔疮破裂出血，体虚未复，导致肾虚膀胱失固，后因膀胱疾病未治彻底，肾气未复而致膀胱失约，加之平时农活家务操心繁劳，易致脾肺气虚，不能约束水液，而致膀胱失禁。先生结合病史特点，审证求因，思虑缜密，遣用益气升阳、温肾固涩之方药施治，且能坚守始终，方能使多年痼疾痊愈。

9. 慢性前列腺炎

杨某，男，32 岁。主诉：尿痛 1 周。患者劳累饮酒后第二天，自觉尿频、尿急、尿痛，小便灼热，小腹肿胀痛，纳差乏力，经西医检查诊断为急性前列腺炎，予打针、输液治疗，一周后尿频急虽减，但尿时仍痛，灼热未减。诊时精神萎靡，述其纳差，小腹仍胀，尿时仍痛，舌质稍红，苔薄黄腻，脉象弦濡。

诊断：淋证

辨证：湿热下注，气滞血瘀

治法：解毒祛湿，活血利尿

方剂：前列腺炎方

药物：桃仁 10 g　　泽兰 15 g　　丹参 20 g　　王不留行 20 g

赤芍 20 g　　　乳香 10 g　　　川楝子 10 g　　　败酱草 20 g

蒲公英 20 g　　土茯苓 20 g

二诊：5 剂药尽，尿频急、灼热、腹痛及尿痛明显减轻，小腹微胀，面有喜色，纳食尚可，舌已不红，苔有微腻，脉沉细濡。此湿毒去，瘀未尽，脾虚证现矣。原方去赤芍、败酱草，土茯苓易茯苓，加白术、砂仁健脾和胃，又 5 剂，诸症悉除而告愈。

按语：前列腺炎，属中医"淋症"范畴，其病机为湿热蕴结下焦，膀胱气化不利，兼湿阻气滞瘀结，腑病及脏，肾亦受累，前列腺炎方具有清热解毒祛湿、行气活血通淋之功，故用于临床，每每获效。

10. 勃起功能障碍

王某，男，34 岁。主诉：性功能减退 4 年，加重 2 年。4 年前性功能减退，偶有早泄现象发生，近 2 年来病情逐渐加重，时或阴茎不能勃起，或举而不坚，或同房时性交不足 2 分钟即泄精，或不能完成正常的性交活动，自感精神萎靡，腰酸背痛，下肢无力，头晕耳鸣，食欲欠佳，性欲淡漠。查见性器官发育正常，阴茎疲软时长 9.5 cm，睾丸 20 cm 大小，阴茎局部刺激能勃起。

诊断：阳痿

辨证：阴阳俱损

治法：调和阴阳，固涩阴精

方剂：桂枝龙牡汤加味

药物：桂枝 10 g　　　煅龙骨 30 g　　　牡蛎 30 g　　　白芍 15 g

　　　淫羊藿 30 g　　麻黄 10 g　　　大枣 10 g　　　生姜 10 g

　　　蜈蚣 2 条^{（为末，分 6 次服）}

上药继服 2 疗程后，性生活恢复正常，频率每周 1 ~ 2 次。两年后随访未再复发。

按语：桂枝龙牡汤出自《金匮要略》，仲景为阴阳两虚之虚劳失精证而设，今取其调和阴阳、固阳敛精之功，配合淫羊藿、麻黄、蜈蚣强阳治痿，振兴阳道。若在此基础上辨证加减用药，灵活变通治之，临床治疗阳痿则效如桴鼓。肾阳虚者加鹿茸蛤蚧粉冲服；表虚易感冒者合用玉屏风散；腰痛肾虚者加杜仲、续断、秦艽；肝气郁结者加柴胡、枳壳；肝胆湿热者加龙胆草、滑石；气滞血瘀者加桃仁、红花。水煎服，每2日服用一剂，20天为1疗程，服药期间忌食生冷燥辣之品，忌房事。

11. 糖尿病

谢某，男，72岁。主诉：确诊糖尿病4年。现病情稳定，无明显"三多"症状，查尿糖（－），空腹血糖10 mmol/L，无消瘦，不肥胖，微有疲乏，视物轻度模糊，舌红、津偏少，脉象沉细微洪。

诊断：消渴

辨证：肝肾阴虚夹实热

治法：补肾、养肝、清热

方剂：参连消糖散加减

药物：西洋参120 g　　黄连120 g　　天花粉60 g　　泽泻60 g

上药为末，分30包，每日一包分2次早晚服，另用生地、枸杞（仿枸菊地黄丸之意）煎服上药末，令服一月。并嘱服煎剂后，若无疲乏、视物清晰，可停服煎剂或仅服枸杞，每日枸杞10 g泡开水当茶饮。

二诊：服上药后10～20分钟有肠鸣感，但无腹泻，煎剂服五剂后停，仅服用枸杞，一月的药末已服完，无明显自觉症状，视物清晰，精神饱满，饮食二便、睡眠无异常，舌质红润，苔薄白、脉象细缓。检查血糖已降至4.4 mmol/L，尿糖（－）。为巩固疗效，改西洋参为红参，为了保护肝、肾，继续令服枸杞。血糖趋稳定，但此病属慢性疑难范围，治疗需坚持。

按语： 参连消糖散，由白参120 g、黄连120 g、鸡内金120 g、枸杞120 g、花粉60 g、丹参60 g、泽泻60 g组成。制法：上药为末，过100目筛，分30包，每包20 g，分2次早晚白开水送服，一月为一疗程。血糖降至正常后，每次5 g，日服2次维持。本方治2型糖尿病，尿糖阳性，空腹血糖≥7.8 mmol/L，任何一次血糖值≥11.1 mmol/L者。临床表现以多饮、多食、多尿，消瘦或尿甜为基本特征，或不甚渴饮，消瘦亦不明显；或视力下降，或疲劳乏力，或不多饮而咽干舌燥等。部分患者服药后有阵性肠鸣音，但不下利。

现代药理研究证实，人参具有较好的降低血糖的作用。人参10 g，水煎40分钟至500 mL，然后频频饮之，代茶饮，晚上睡觉前连渣吃下。参连消糖散能生津止渴，对疲乏无力、口干口渴之糖尿病者效果尤佳。人参干燥后研为细粉，每次

1 g，日三次，温开水冲服。长期服用能增强机体抵抗力，减少和预防并发病。《本草纲目》："消渴引饮：人参为末，鸡子清调服一钱，日三、四服。"《普济方》玉壶丸："人参、瓜蒌根各等份，研末，炼为蜜丸，如梧子大，每服30丸，温开水或麦冬煎汤送服，治糖尿病、消渴、饮水无度。"《圣济总录》："治消渴疾。人参煎为：人参（一两）葛根（锉二两），上二味，捣罗为末……治消渴，口干烦躁，饮水无度。"

黄连治消渴古代早有记载。《太平圣惠方》："治热渴不止，心神烦躁，宜服此方。黄连（五两去须捣为末）地黄汁（二升）蜜（五合）。上件药，于银器内，以慢火煎成膏，收于瓷盒中。每于食后，煎竹叶麦门冬汤，调弹子大服之。"《普济方》三消丸："黄连三研为末，取冬瓜自然汁，调成膏，阴干为末，再用冬瓜汁浸和成饼，如此七遍，最后用冬瓜汁为丸，如梧桐子大，每服30～40丸，每次用冬瓜汁煎大麦汤送服。"《医学纲目》："黄连末，治消渴要药。黄连丸，治消渴饮水无度，小便频数。黄连（净，半斤，用无灰好酒浸一宿，重汤蒸一伏时，取出晒干用），上为细末，滴水丸。白汤下五七十丸。又方，治卒消渴，小便多。捣黄连细末，蜜丸。服三四十丸。"《外台秘要》黄连散：黄连、豆豉各30 g为末，每服15 g；《普济方》普济黄连丸：黄连、瓜蒌捣细，生地汁和剂捣匀为丸。临床证实：黄连素，每日服1.5～3 g，分3次口服，一月为一疗程，血糖降至正常后改用每次0.5 g，每日3次维持。人参、黄连素或单用或配伍他药运用于临床对糖尿病均有明显效果，用量每月120 g，每日平均4 g。且人参味甘美、益元气而生津液，以治其"虚"，为补肺肾之要药，正中消渴之"本虚"；黄连味苦寒而清热解毒，以治其"实"，为胃肠清热之妙品，恰合"标实"之的。二药一补一清，清补并用，对肺燥、胃热、肾虚之病机的对病对症均可言其至要。配伍天花粉生津、泽泻利湿泄热而不伤阴，以助人参、黄连之力。古代医家称天花粉为"消渴之神药"，《千金方》《普济方》《圣济总录》皆载有用天花粉以治疗消渴之例。如圣惠黄连丸（天花粉、黄连等份为末，麦冬去心煮烂捣研为丸如梧子大，每服30丸），《圣济总录》鸡内金丸（鸡内金、天花粉等份为末，水泛为丸如梧子大，每服20丸），《普济方》救活丸（天花粉、大黑豆等份，细末，水泛为丸如梧子大，每服30丸，黑豆煎汤下），《千金要方》浮萍丸（天花粉、干浮萍各等份，细末人乳汁为丸，如梧子大，每次空服30丸，日三次）。泽泻味甘、寒，具有渗湿、泄热之功。《别录》云："补虚损五劳，除消渴。"《医学启源》载："渗泄止渴。"治消渴症临床常用人参配伍泽泻：人参益肾中之元气，泽泻泄肾中之水邪。《医经溯洄集》："泽泻虽咸以泻肾，乃泻肾邪，非泻肾之本也。"《药品化义》载泽泻"因能利水道，令邪水去，则真水得养，故消渴能止"。此二药取一补一泻，使补泻无偏颇之虞。且天花粉、泽泻仅为人参、黄连之半量，其用量主次之要也，无损主药之功。临证若能据病势而添服他药，至善之法也。若尿糖久久不降，可加服鸡内金粉，每日6g，分三次服。《医学衷中参西录》谓"鸡内金可以助脾胃强健，化饮食中糖质为津液也"。

加减举隅：若血糖久高不下可加服枸杞。枸杞有降血糖、保护肾、肺功能作用，每日20g，早晚空腹嚼服各10g。若渴甚可另煎服参麦散（西洋参、麦冬、五味子）生津止渴；若消瘦另煎服白虎加参汤（石膏、知母、粳米、甘草、西洋参），以清胃热而滋肾生津；若尿多或饮一溲一，可另煎服都气丸（六味地黄丸加五味子），滋肾阴而纳肾气。

（六）经络肢体疾病

1. 坐骨神经痛

王某，男，31岁。主诉：右下肢外侧痛引上下半年。患者坐骨神经痛半年，曾经成都某医院治疗一月，初愈出院，返家时，途中车行陡坡，下车后即感患肢又发疼痛，回家一日后疼痛加重。诊时，除右下肢外侧痛引上下，时有抽搐外，饮食二便均可，无其他明显症状，舌有瘀点，脉涩。

诊断：痹症

辨证：瘀血闭阻

治法：活血化瘀，通络止痛

方剂：坐骨神经痛方

药物：丹参30g　　　当归10g　　　芍药30g　　　桃仁10g

　　　红花8g　　　僵蚕10g　　　全蝎10g　　　蜈蚣3条

　　　大黄8g　　　甘草20g

共2剂，嘱1剂黄酒煎服，1剂酒浸3日后服。剂尽而愈。黄酒煎服法：药物加入黄酒 10 mL，加水至 600 mL，煎取 400 mL，一日一剂，分 3 次服。

按语： 坐骨神经痛，属中医"痹证"范畴。本方由仲景芍甘汤与张锡纯活络效灵丹加味而成。方中活络效灵丹活血通络；芍甘汤缓急止痛；更加活血祛瘀之桃仁，助活络效灵丹活血之功；加全蝎、僵蚕、蜈蚣祛风解痉，助芍药、甘草缓痛之力；入大黄同煎，"破一切瘀血"而散气血分之结，《本草正义》谓"大黄迅速善走，……深入血分，无坚不破，……有犁庭扫穴之功"。更加黄酒助诸药通行经隧，以活瘀止痛。上诸药入血通瘀，共收"推陈致新"之功。大凡患坐骨神经痛者，多为风湿诱发，临证时可合麻杏苡甘汤祛风湿。先生运用本方于临床，凡患坐骨神经痛者无一不获良效。

方歌： 坐骨神经痛难当，归芍桃药乳没香，僵全蜈蚣大黄草，黄酒煎服痛必攘。

加减举隅： 本病临床多由风寒湿邪杂至诱发而久痛入络，瘀阻经隧，直接使用此方即可。脊柱变形、下肢神经阻滞不通者，常加土鳖虫，疗损伤、续筋骨、行滞通络；或加鹿角霜，强骨髓、补督脉；或加鸡血藤，补血活血、舒筋止痛。病程半年以上者加鸡血藤 15 g；体虚加党参、白术各 15 g；消化不良加鸡内金、陈皮各 10 g。

配合其他治疗手段： 针刺环跳、阳陵泉，先健侧后患侧，一日一次，用强刺激，留针 20 ~ 30 分钟。

2. 下肢痹痛

张某，女，43 岁。主诉：右髋部痛引小腿 2 月余。右髋部痛引小腿，咳嗽或高声时疼痛加剧，卧床，生活不能自理，兼患咳喘，日夜呻吟不息，屡用中西药物治疗，效果不显。诊见患者不能平卧，胸满不适，口不渴，舌苔白厚腻，脉滑。

诊断：痹症

辨证：寒湿阻滞，寒饮射肺

治法：散寒化湿，舒筋活络，蠲饮平喘

方剂：苓甘五味姜辛汤合麻杏苡甘汤加减

药物：麻黄 12 g　　苦杏仁 10 g　　薏苡仁 30 g　　厚朴 12 g

　　　陈皮 12 g　　半夏 10 g　　茯苓 12 g　　细辛 3 g

干姜 6 g   五味子 6 g   甘草 10 g   乳香 10 g

没药 10 g

二诊：服上方 2 剂后，喘咳大减，疼痛稍轻，苔薄白腻，食少。喘咳既减，则侧重于治痹。然"治风先治血，血行风自灭"，疼痛较显，经脉瘀阻可知。故活血之药，应为首选，虫类入络搜邪，蝎蚣自不可少。

处方：麻黄 12 g   苦杏仁 10 g   薏苡仁 30 g   厚朴 12 g

当归 10 g   赤芍 10 g   桃仁 6 g   红花 6 g

乳香 10 g   没药 10 g   蜈蚣 1 条   甘草 6 g

全蝎 6 g[未服]

三诊：咳喘止，疼痛大减，已能下床活动，食量增多。仍以前方加减继续服药。

处方：麻黄 12 g   白术 10 g   当归 10 g   赤芍 10 g

桃仁 6 g   红花 6 g   乳香 6 g   没药 6 g

僵蚕 10 g   全蝎 10 g   蜈蚣 1 条   大黄 10 g

甘草 6 g

四诊：服上方 4 剂，疼痛已止，但行动不甚灵活，舌脉正常。用坐骨神经痛方合芍药甘草汤 3 剂，2 剂煎服，1 剂泡酒常服，以巩固疗效，随访 4 年未复发。

按语：患者主诉为腿疼，咳喘为兼证。但白老却先以苓甘五味姜辛汤合麻杏苡甘汤治疗咳喘。盖咳喘病在气分，不可妄投血药，恐邪气入血留恋不去。待咳喘大减后，方用活血之品，加入虫类药物，入络搜邪，舒筋活络。白老此案，示以次第之法，不可不循。

3. 胸痛

徐某，女，38 岁。主诉：胸痛反复发作 2 年余。2 年前因帮人干活时不慎，木棒击中胸部，当时因未破皮、未出血，自购中成药，服之痛减，后天气变化或劳累后胸痛发作，到医院未查出实质性病变，只予以止痛，对症治疗，终未痊愈。其痛时胀痛，时刺痛。诊见舌质稍暗，苔薄，脉弦涩。

诊断：胸痛

辨证：气滞血瘀

治法：理气活血、化瘀止痛

方剂：效灵芍甘汤（验方）加减

药物：丹参 15 g　　当归 15 g　　乳香 15 g　　没药 15 g

　　　延胡索 15 g　罂粟壳 15 g　白芍 30 g　　甘草 8 g

　　　杜仲 10 g

二诊：服上方 10 剂后，胸胀、刺痛明显减轻，发作次数亦明显减少，此药已投症，效不更方，因其病久，恐短时难以尽去，原方续服 10 剂，胸痛未再发。

按语：该例疼痛属中医"胸痹"范畴，因其外伤治不彻底，瘀阻气滞所致。效灵芍甘汤（验方）的组成为丹参、当归、乳香、没药、延胡索、罂粟壳各 15 g，白芍 30 g，甘草 10 g，具有理气活血，消癥止痛的功效，对一切疼痛性疾病有良效。如气血凝滞、心腹疼痛、癥瘕积聚、疮疡内痛，若能随证加药，无不应手奏效。丹参、当归、乳没、延胡索、罂粟壳理气行气、化瘀止痛；白芍、甘草解痉柔痉，助行气活血之功；桔梗性升，引药入病位，使药效直达病所。全方有理气活血、化瘀止痛之功，故用治瘀痛获得了理想效果。临床其他部位的疼痛，若以瘀为主者，随部位加减，亦可取得较好效果。

加减举隅：头痛加川芎 6 g，细辛 1 ~ 3 g；畏风冷加吴茱萸；畏热加夏枯草、牛膝；痛甚加全蝎；痹痛，上肢加羌活、姜黄，下肢加独活、牛膝；腰痛加续断、桑寄生；热痛合四妙勇安汤；寒痛加桂枝加附子汤。

4. 腰痛

江某，男，42 岁。主诉：腰痛 3 月，加重半月。患者腰痛 3 月，近半月来，起卧俯仰则痛剧，午后恶寒而腰有冷感。诊见精神困乏，体力难支，舌淡苔白，脉沉迟而细。

诊断：腰痛

辨证：脾肾阳虚

治法：温中健脾，益气助阳

方剂：肾着汤加减

药物：干姜 10 g　　茯苓 10 g　　白术 12 g　　黄芪 30 g

　　　杜仲 15 g　　甘草 3 g

二诊：服上药恶寒减，腰转微痛，苔白，脉中候四至稍弱。上方加泡参 30 g、续断24 g、桑寄生15 g，2剂痊愈。

按语：《金匮要略》云"肾着之病，其人身体重，腰中冷……反不渴，小便自利，饮食如故，病属下焦"。其病象虽表现于肾之外腑，而疾病之本为中阳不足脾虚生湿，故治疗从温中健脾着手。本病兼见午后恶寒，精神萎靡，舌淡苔白，脉沉迟细，偏于阳虚，故加黄芪补气助阳，杜仲以强腰益肾。若脉濡，苔白湿润，偏于湿盛，加羌活、独活、老鹳草，白术倍量以祛风渗湿，乳没、川芎活络止痛，牛膝益肾，用古方而不拘泥于古方，每获良效。

5. 顽固性头痛

毛某，女，25岁。主诉：后脑及眉心痛3年。患者曾产后感冒头痛，恶寒发热、身痛，经治疗，前症消失，但又出现头眩、后脑及眉心疼痛，屡经中西药治疗，至今未愈。现头眩、后脑及眉心疼痛，每在头部摇动、旋转或突然抬头时掣痛更甚，饮食、睡眠尚可，舌苔无明显变化，脉中候稍弦。

诊断：头痛

辨证：血虚肝郁

治法：养血活血，疏风解郁

方剂：柴胡细辛汤加减

药物：柴胡12 g　　细辛3 g　　薄荷6 g　　半夏10 g
　　　当归20 g　　川芎10 g　　土鳖虫10 g　　泽兰10 g
　　　黄连6 g　　丹参30 g　　钩藤30 g

以后间日一诊，因服上药后，头痛有明显好转，故未更方。至五诊时，头旋转时已不觉痛，只后脑稍有重感，仍用上方，续服2剂，后以八珍汤、十全大补汤两方加减，调治十余日，随访痊愈。

按语：此系产后亡血复汗，阴血亏耗，风寒郁于经脉而不去，即《金匮要略》"络脉空虚，贼邪不泻"是也，拟柴胡细辛汤加减，养血化瘀，疏风解郁。

6. 腓肠肌痉挛

白某，男，48岁。主诉：两小腿肚转筋挛痛1月。患者秋收后感两小腿肚入夜酸胀不适，以温水洗浴后缓解。近1月来，夜间两小腿肚转筋挛痛，发作频繁，每次约半小时,热熨后方止。曾服中西药物均未痊愈,仍每夜或间夜发作,时有缩短。诊时,腿无痛觉,稍感酸胀,二便正常,饮食稍减,余无痛苦,苔白、中根部偏厚腻,脉迟细。

诊断:转筋

辨证:寒湿伤卜,筋拘失濡

治法:燥湿柔筋,舒络缓急

方剂:芍药甘草汤加减

药物:白芍 30 g 生甘草 10 g 苍术 10 g 赤芍 10 g
   川牛膝 10 g

二诊:2 剂尽,转筋未作,余无变证,苔已转薄腻。原方苍术易白术 10 g,补土胜湿,另加木瓜 10 g,酸甘养筋。令进 3 剂,3 剂尽未再复作,酸胀全失而停药。

按语:《伤寒名案选新注》谓"酸甘化阴,善舒挛急而镇痛,芍药甘草汤,为治脚挛急之专方,用甘草以生阳明之津,芍药以和太阴之液,其脚即伸"。芍药甘草汤有明显缓解痉挛和止痛作用。《伤寒论语译》谓"临床用以治疗胸、腹、胁、背的肌肉及神经痛,肠粘连性疼痛,腓肠肌痉挛、偏头痛及三叉神经痛等"。药理及临床作用证明,芍药甘草汤堪称缓挛急、止疼痛之良方。

(七)妇科疾病

1. 痛经

苏某,女,38 岁。主诉:经期疼痛伴少腹坠胀 3 月余。患者经期疼痛伴少腹坠胀 3 月余,经期为 1 日,刺痛坠胀,量多色黯黑夹块,少腹有冷感伴腰脊酸痛,舌淡有瘀点,脉虚涩。

诊断:痛经

辨证:阳虚血瘀

治法:益气温阳,活血化瘀

方剂:痛经汤加黄芪

药物:丹参 30 g 没药 10 g 鱼胶 30 g 鹿角胶 15 g
   当归 10 g 川芎 6 g   白芍 30 g 黄芪 30 g

　　　　小茴香 10 g　　　甘松 6 g　　　　炙甘草 10 g

二诊：连服 3 剂，经尽停服；经行期续服 3 月。经期、色质皆复常，腹脊亦不复痛，要求抒方巩固。拟十全大补汤去肉桂，令服 5 剂，未再复作。

按语：痛经一病，少女、少妇、壮妇皆有之。寒热瘀虚，情志房劳皆可导致；病理变化，总由肝肾冲任失调，胞络阻滞而痛。寒痛而喜温；热掣（跳）痛喜凉；瘀刺痛而拒按；情志抑郁腹痛窜痛，情绪易于冲动；房伤冲任，痛引脐坠连腰脊。寒则量少色黯红而夹小块；虚则量亦少或过多而色淡质稀；热则量多，色紫红而质稠；瘀则量亦少色黑而有瘀块；郁则量亦少，色黯质稠；冲任伤则量多，色鲜质稠而后稀，此色量质之别矣。治宜肝肾冲任气血兼调，养营通络止痛并治。运用自拟痛经汤，为临床痛经之通用方。每日一剂服至经尽停药。下月经行时再服三至五剂，连服三月，至不再经痛。

　　本方由四物汤、芍药甘草汤、活络效灵丹、鹿角胶丸、鱼胶丸等方化裁加减，结合个人用药心得组合而成。方中丹参、没药破宿生新，通络调经止痛；鱼胶补肾益精、滋养筋脉、散瘀补胞，疗冲任损伤；鹿角胶通督脉、补命门、善补血益精，为子宫虚冷之要药，且胶有缘合冲任之用；当归、川芎理气行血；芍药、甘草养营和里，缓急止痛；甘松理元气、去气郁，善通经活络，对平滑肌（子宫）有直接抗痉挛作用；小茴香暖丹田、补命门不足，其功亚于附子，味辛气平，不刚不燥，《本草汇言》谓茴香"温中散寒，主行诸气、乃少腹小腹至阴之分之要品也"。上药合用，有理气通络、活瘀生新、温阳散寒、固护冲任、调经止痛之功。临床若能随证加减，无一不获良效。

方歌：痛经汤中归芍芎，丹没小茴共甘松，鱼鹿二胶补胞任，一切痛经此方通。

　　加减举隅：寒甚、少腹冷痛，酌加吴茱萸以散肝寒，加桂枝温经通阳，伴阳虚加附子温补肾阳。热毒甚、身热尿赤、舌红、少腹觉热，加银花、蒲公英、黄柏清热泻火解毒。气虚、少腹空坠，加参芪益气补虚。瘀甚、紫块痛剧，加苏木、桃仁、延胡索活血行气止痛。气滞、窜痛嗳气稍疏，加柴胡、紫苏梗、台乌解郁行滞。冲任损伤、若痛连腰脊，加地黄，重用鹿角胶缘合冲任。

　　服药时间：治疗痛经，须在行经期施治，若经已尽而施以调治，则疗效不佳。疼痛的时间段不同，服药亦需选择时间，方能有效治愈痛经。寒客胞宫多在经前一周服药，使寒去络通则痛止；血瘀型多在月潮初起时侧重用活血祛瘀药，使气血和畅则痛经自消；气郁型多在经前3至4天侧重用疏肝理气之品，使气血调达而止痛；气虚、血虚、冲任亏损者，系气血不足，经脉失养，宜平时辨证用药，经期可不用服药。

2. 性早熟

梁某，女，4岁。主诉：乳房增大3月。患者近3月来乳房增大，白带较多，西医多项检查，提示雌激素水平明显增高。诊时见智力正常，两乳房明显增大，触压有痛感，外阴色素沉着，伴口渴喜饮，夜间汗多。舌质红，苔薄黄，脉沉滑。

诊断：乳疬

辨证：肾阴不足，相火偏亢

治法：滋阴降火

方剂：知柏地黄丸加减

药物：知母8g　　　生地10g　　　茯苓10g　　　泽泻8g

　　　牡丹皮8g　　　夏枯草10g　　黄柏5g　　　醋龟板10g

　　　炒白芍8g　　　柴胡5g　　　　生甘草3g

二诊：上剂药尽，乳房压痛减轻，但仍未缩小，渴饮、夜汗减轻。此粗视无效，细审症有所减，实是已初见成效，药已投症，继宗前意，原方去黄柏，加郁金10g、川芎8g，继进10剂。

三诊：二诊药尽，小儿两乳明显缩小，按压不痛，询其夜汗已无，饮水减少，舌淡红，苔薄润，脉沉缓。现两乳虽有缩小，但未复常，仍按原方增减，偏重补脾益肾、疏肝通络，佐以行血活血。处方：生地10g、茯苓10g、炒白芍8g、醋柴胡5g、夏枯草10g、郁金10g、浙贝母8g、醋龟板10g、鸡内金15g、山药10g、桔梗8g、川芎8g。20剂药尽，复查雌激素水平已恢复正常，两乳房已平，亦无触痛，外阴色素及分泌物消失，停药半年，生长发育正常。

按语：性早熟，西医无特殊治疗，若用孕激素可使乳房恢复正常，但停药后多数患者可增大。中医学无性早熟这一病名，患儿有乳房发育临床表现，可归为"乳疬"。《素问·上古天真论》中有"女子，二七而天癸至，任脉通，太冲脉盛，月事以时下，故有子"。这说明肾对人体生长、发育、生殖起着重要作用。小儿生理上"稚阴稚阳"，病理上易阴阳失调，若肾阴亏损易致相火偏旺，出现性机能亢进而致性早熟。先生临床遇此病证，首用滋阴降火，调平阴阳；次用健脾益肾，平衡发育；佐以疏肝通络，行血活血，使阴阳平衡，脾肾健旺，发育正常，则病自愈。

3. 阴道炎

谢某，36 岁。主诉：白带量多色黄半年。半年前曾患尿路感染，愈后带下量多，经后尤甚，色黄而黏，臭秽难闻，已延数医，治无见效。日晡潮热，脘闷腹满，食纳不香，小腹胀满，口苦尿赤，尿道灼痛。诊见舌暗红，苔黄腻，脉滑数。

诊断：带下过多

辨证：湿热下注

治法：清热化湿解毒

方剂：五味消毒饮加减

方药：苦参 15 g　　银花 20 g　　野菊花 20 g　　蒲公英 20 g
　　　荆芥 10 g　　乌贼骨 15 g　　茜草 20 g

另用蛇床子 50 g、百部 50 g、黄柏 20 g，煎水熏洗坐浴，每日 2 次。

二诊：带下量减，色黄兼赤，潮热症状已消失，仍有脘闷，小腹隐痛，小便短赤，尿道涩痛。此湿热未尽，蕴于血分，水道不畅，再依前法增减，苦参 10 g、银花 20 g、野菊花 20 g、荆芥 10 g、乌贼骨 15 g、茜草 20 g、薏苡仁 20 g、淡竹叶 10 g、地榆 20 g，再 3 剂，煎水服。外洗药同前。

三诊：带下已止，小便正常，少腹痛失，唯脘有稍闷，腰膝酸软，舌淡，苔薄腻，脉沉濡。此湿毒去，水道畅，但脾肾两虚证已彰然，为防带下复发，予完带汤加减健脾补肾，澄源塞流而善后。

按语：带下之病，妇人多有。辨之之法，赤者属热，白者属湿，年久者责之脾肾。治之之法，湿热者宜清利，年久者宜调补脾肾，临床遵此，多可获效。本案因湿热毒邪蕴滞下焦，故以清热化湿解毒内服，配合局部熏洗，待湿毒去再以扶正固本而告愈。

4. 乳汁不足

蒋某，女，27 岁。主诉：产后乳汁不足 6 天。患者足月临产，在家自生，产程过长，产后 6 天无乳，自炖猪蹄服之罔效。诊时见面色苍白，睑唇色淡，神疲食少，头晕乏力，时时自汗，动则更甚，舌淡、边有齿印，苔薄少，脉沉细。

诊断：乳汁不足

辨证：气虚血少

治法：补益气血，佐以通乳

方剂：加味当归补血汤

药物：当归 15 g　　　黄芪 30 g　　　熟地 20 g　　　白芍 20 g

　　　海参 20 g　　　通草 10 g　　　穿山甲 10 g

用猪蹄炖服，每日 1 剂，嘱用 3 剂。

二诊：上方 3 剂已有少许乳汁，但不足喂养，余症明显减轻，此气血渐充，仍未复原，药已见效，继依前方加大枣 20 g、白术 20 g、砂仁 10 g，3 剂，以健脾养胃，增强气血生化之源。

三诊：服二诊 3 剂后已能正常泌乳，足够喂养，因恶风、自汗不耐风邪，要求调治，予桂枝汤加黄芪、防风、麻黄根、太子参、当归，使营卫调气血足，则乳汁自不缺矣。

按语：产后乳汁不足，究其原因分虚实两端。虚者为气血虚弱，化源不足，如《景岳全书·妇人规》云："妇人乳汁乃冲任气血所化，下则为经，上则为乳"。实者为肝有郁滞，经脉滞涩。《儒门事亲》云："悲怒郁结，气溢闭塞，以致乳脉不行。"本病案因产程过长，耗伤气血而致无乳诸症，故单用猪蹄炖服无效，用加味当归补血汤炖猪蹄，方中海参、黄芪补气，当归、熟地养血，穿山甲、通草通络，白芍阴柔养肝，猪蹄健养脾胃。全方气血调和，血脉通畅，乳汁化源充足，则乳汁自然增多。

（八）儿科疾病

1. 麻疹

苏某，男，5 岁。主诉：全身淡红色疹点 2 天。患儿 2 天前出现恶风，畏寒，身有淡红色疹点，伴轻度咳嗽，食欲减退。医以寒邪束表论治，药后疹点密集，颜色深红，发烧明显；又按邪热遏表论治，药后两天疹点隐没，颜色偏暗，伴见高热（体温 39 ℃），咳喘气急，鼻翼翕动，神倦纳差。诊时见口唇紫暗，疹色暗红，面颊黏膜亦有散在暗红斑点，额肤灼热，舌质红，苔黄，指纹色紫。

诊断：麻疹

辨证：麻毒闭肺

治法：清热解毒，宣肺平喘，佐以健脾

方剂：麻杏石甘汤加减

药物：炙麻黄 5 g　　苦杏仁 5 g　　　石膏 20 g　　鱼腥草 15 g

　　　桑白皮 5 g　　地骨皮 8 g　　　黄芩 5 g　　　薄荷 5 g

　　　桔梗 5 g　　　牛蒡子 5 g　　　神曲 8 g　　　甘草 3 g

2 剂，水煎服，一日 1 剂，每日 3 次，每次 50 mL，嘱其室内休息，保持空气流通，忌外出吹风及阳光直射，清淡饮食，忌厚味油腥。

二诊：服药后热退疹现，色已变红，咳喘减轻，鼻翼翕动已不明显。此肺气宣散，邪热已退，疹毒外出。治法不变，原方去石膏、黄芩，免苦寒伤正；加前胡 8 g，降气止咳，加黄芪 8 g、白术 8 g，健脾益气以扶正。予服 3 剂，每二日 1 剂，护理仍依前法。

三诊：二诊药后疹散喘止，饮食如常，精神爽朗，麻疹肺炎告愈。因患儿常易感冒，又易腹泻，其母要求调治，予玉屏风散合参苓白术散，固表健脾善后。

按语：麻疹一病，多见于 1 至 5 岁小儿，多为感染麻疹病毒并由外邪诱发，其治初宜宣毒发表，后宜养阴清热，方可治愈。本案麻疹合并肺炎，始由辛温宣散过度，邪郁于表而发热，后因过用寒凉麻毒内伏而喘咳，先生用清热解毒，宣肺平喘之法，佐以健脾、固正气，顾正气而治愈。此更进一步证实了小儿易虚易实、易寒易热、病情变化迅速的真谛，故临床用药不可太猛，否则变证蜂起。

2. 风疹

患儿武某，男，3 岁。主诉：全身红疹 2 天。患儿室外玩耍回家，其母发现患儿耳后黄豆大硬结，因皮色不红，亦无他症，且精神食欲正常，未予理睬。2 天后全身多处出现细小淡红疹，伴高热（体温 39.5 ℃），渴饮，时哭，多动。诊时见疹点较密，疹色鲜红，颊粘无疹斑，咽喉无红肿，舌红，苔黄少津，指纹色紫。

诊断：小儿风疹

辨证：风热入营

治法：疏风清热，凉营解毒

方剂：银翘散加减

药物：银花6g　　连翘6g　　薄荷3g　　桑叶6g

菊花6g　　牛蒡子6g　　蝉蜕3g　　赤芍6g

黄连3g　　紫花地丁6g

嘱服2剂，一日3次，一日1剂。嘱其隔离，勿传染同龄小儿；勿用手抓避免感染，室内休息；避免外邪入侵并发他证；饮食宜清淡，忌煎炸、油腻食物。

二诊：药后疹退热减，体温38℃，口虽微渴，已不躁动，舌质稍红，苔薄黄不糙，指纹微紫。此药已对症，但邪未尽去，效不更方，继原方去黄连，避免苦寒伤胃；加淡竹叶5g，清余邪，又2剂而痊愈。

按语： 小儿风疹，又名"风痧"，因类似麻疹，但无倦怠及颊粘疹斑，食欲正常，故又称"野痧""假麻"。多因外感时邪，郁于肺卫，蕴于肌腠，搏于气血所致，治当疏风清热，透疹凉营而速愈。

3. 流行性乙型脑炎

李某，男，8岁。主诉：头痛项强2天。夏暑炎热，患者晚饭后室外乘凉，第二天发热微恶寒，头痛有汗，神清项强。某医以桂枝加葛根汤治之，次日突发高热，头痛项强，时而烦躁，时而嗜睡，时而抽搐，时而作呕。急送医院，注射柴胡针液、庆大霉素针液，静滴青霉素、地塞米松，其症不减。诊时除见上述症状外，还有喘促痰鸣，查体温39.8℃，舌质红绛，苔黄厚腻，脉数大。

诊断：暑痉

辨证：气营两燔

治法：清热凉营解毒，除湿化痰止痉

方剂：犀角地黄汤

药物：玄参10g　　生地15g　　犀角5g　　竹叶心10g

麦冬10g　　连翘10g　　黄连6g　　紫草10g

地龙10g　　钩藤15g　　竹黄10g　　薏苡仁20g

1剂，水煎服，每次50mL，每4小时服1次。另用至宝丹半粒，每日2次，开水送服。

二诊：1剂尽，体温已降至38 ℃，头痛、项强诸症明显减轻，此药已中的，法不另辙，前方去苦寒之黄连、连翘，加赤芍10 g、丹参15 g，增强凉营之功，嘱其续服两剂，每日3次，每次80 mL，由于体温已降，停用至宝丹。

三诊：二诊尽剂之后，头痛、项强、咳喘消失，但现低热，午后明显，伴面红，手足蠕动，体温37.8 ℃，舌质红，苔薄少，脉细数。此实热已去，虚热症现，属正虚邪恋，以育阴清热镇静为治法。处方：生地15 g、麦冬15 g、沙参15 g、白芍15 g、阿胶5 g（烊化冲服）、青蒿8 g、知母10 g、龟板15 g、鳖甲15 g，嘱服5剂，药尽病愈。

按语： 流行性乙脑，属中医"暑温""暑痉""暑厥"范畴，多发于夏暑初秋，临床以高热、头痛、项强为特征，多由蚊虫叮咬，暑湿热邪诱发，治当清热解毒为主。本案患儿初因症状不显，类似外感，医以不慎，用辛温发散之法，致使邪热入侵气营。

4. 白喉

贾某，女，4岁。主诉：头痛、咳嗽，声音嘶哑1天。患儿室外玩耍，当日即觉恶风发热，头痛咳嗽，自用姜葱煎水服之，第二天症未减反有加重，咳声嘶哑。村医以为感冒未汗，用麻黄汤治之，药后面色苍白，汗出如珠，神疲气短，手足不温。诊时见有上症外，体温39 ℃，项如牛颈，口唇色紫，喉关内外及上颚白色假膜满布，舌质绛红，苔黄燥，指纹色紫，脉沉细数。

诊断：白喉

辨证：疫毒攻喉，气阴两伤

治法：清热解毒，益气养阴

方剂：清咽利膈汤合养阴清肺汤加减

药物：			
黄连6 g	黄芩8 g	栀子8 g	黄柏3 g
玄参6 g	麦冬8 g	川贝母3 g	赤芍8 g
白参5 g	生地8 g	鳖甲10 g	山茱萸6 g

2剂，水煎加少许白糖服，每次30 mL，每日服5次，一日1剂。另用巴豆壳与五味子末外贴眉心。

二诊：服上药后诸症大减，查体温37.9 ℃，项肿已不明显，苔色转红，喉内白膜减少变薄，汗出减少，手足欠温，舌质红，苔黄不燥，指纹红紫相杂。此药去病退，余邪未尽，正气未复，治法不变，依前方加减，停用外贴药。

处方：黄芩8 g　　薄荷6 g　　前胡8 g　　川贝母3 g

银花10 g　　连翘6 g　　玄参6 g　　麦冬8 g

赤芍8 g　　生地8 g　　山茱萸6 g

邪退病无前急，药亦无前苦，嘱服药3剂，无需加糖，每二日1剂，每次50 mL，每日3次。

三诊：服二诊药后，不咳，气不紧，项肿亦消，手足已温，唯低热未除，时时微咳，精神稍差，唇色稍红，查体温37.8 ℃，喉内白膜消失，舌稍红，苔薄少，指纹略紫，脉沉细数。此实邪去，病亦退，但虚火存病未除，予以滋阴清热，引火归元法治之。

处方：玄参6 g　　麦冬6 g　　生地8 g　　山药10 g

茯苓8 g　　白芥子6 g　　前胡8 g　　肉桂3 g

连服3剂，低热退，咳嗽除，饮食精神正常而告愈。

按语： 白喉是感染时邪疫疬之气引起的急性呼吸道传染病，又名"白缠喉""喉风"，多发于秋冬季节，以喉内白色假膜为特征，初期多伤肺胃，病轻，失治或治不得当多郁邪内陷，阴伤及阳，成为重症。本例患儿因初期误用辛温之剂，使疫邪内陷，出现高热、阴损及阳重症，故用清热解毒、益气养阴，佐以固脱方药治之而获良效。值得注意的是本案后期用肉桂温补肾阳，取水中补火，引火归元；前用清热滋阴，火难尽退，用茯苓、山药益精利水，助肉桂下行，下焦得肉桂之热则龙雷之火归根于命门；玄参、生地、麦冬清在上之浮火；白芥子、前胡消痰止咳，全方使水火相济，痰壅得除，故病可痊愈。

5. 猩红热

杨某，男，9岁。主诉：咽痛肢酸2天，加重1天。患儿前一天下午放学步行回家，次日恶寒发热，咽痛肢酸，颈后细小红点，村医以为外感，用麻黄汤加射干、荆芥治之。第二日出现高热、烦渴，红痧增多，咽痛加重。诊时见项后红痧密集，胸腹肢体亦有，咽喉红肿明显，已有溃烂，查体温39.8 ℃，舌质红绛，中有黄苔，脉弦滑数。

诊断：丹痧

辨证：热入气营

治法：清热解毒，透营转气

方剂：凉营清气汤加减

药物：黄连6g 犀角3g 石膏20g 连翘10g

淡竹叶8g 栀子8g 生地10g 玄参8g

石斛10g 薄荷8g 白茅根10g 赤芍10g

二诊：身热明显下降，红疹未再新发，且渐脱屑，咽喉已无溃烂，但仍有红肿，吞咽有痛感，食量不如患病前。查体温37.7℃，舌质红，苔薄少，脉细数。此气营实热已退，但邪热伤阴显见，治以利咽止痛，养阴生津，方用清咽养营汤加减。处方：玄参8g、生地10g、麦冬8g、天花粉15、薄荷5g、桔梗8g、西洋参5g、知母8g、木蝴蝶8g、甘草3g。

三诊：二诊药尽，诸症已失，唯纳差乏力，诊得舌质淡，苔薄腻，脉沉细。此病后正气未复，又现脾湿胃弱，用香砂六君子汤加白术、太子参以善后。次年3月又因感发热、咽痛就诊，询其旧病愈后至今未发。

按语：猩红热属中医"丹痧"，多因外感疫邪入侵肺胃，上冲咽喉，外透肌表所致，治宜辛凉清热，解毒利咽。本案患儿初期病在卫分，本应辛凉透表，但医以辛温解表，犹如火中加油，热势更张，致热入气营而现高热烦渴，喉肿溃烂，红疹密布等症，故按温病诊治，施以清热解毒，透营转气，佐以凉血法治之；待热降痧退阴不足时又用养阴生津，佐以利咽治之；后期脾湿胃弱又用益气健脾醒胃法，整个过程均按病情不同，施以相应治法，故病告愈。

6. 流行性腮腺炎

秦某，男，9岁。主诉：耳下颈肿1天。3天前，患儿体育活动后出现左侧耳下颈部酸胀，余无不适，未予治疗。2天后出现耳下颈肿，胀痛拒按，伴发热、口渴喜饮，睾丸肿痛。诊时见左颈部漫肿，按之硬痛，双侧睾丸肿大，皮色稍红，舌质红，苔黄，脉弦数。

诊断：痄腮

辨证：少阳热毒

治法：清热解毒，消肿散结

方剂：普济消毒饮加减

药物：黄芩 10 g　　黄连 6 g　　板蓝根 15 g　　连翘 10 g

　　　薄荷 10 g　　玄参 10 g　　牛蒡子 10 g　　僵蚕 8 g

　　　马勃 8 g　　夏枯草 15 g　　橘核 8 g

2 剂，水煎服，每二日 1 剂。外治：仙人掌、青黛、百草霜，先将仙人掌去刺捣烂，混入青黛、百草霜中，再用鸡蛋清调匀，厚涂纱布上贴于患处，胶布固定，每日更换一次。

二诊：上剂尽后，诸症大减，口已不渴，左耳下漫肿消退过半，唯睾丸肿大未消，但皮色不红。此少阳胆经毒邪渐退，但肝脉绕阴器之邪去缓慢。病见好转，宜乘胜追之，依原方加减：黄芩 10 g、黄连 3 g、板蓝根 15 g、牛蒡子 10 g、夏枯草 15 g、僵蚕 8 g、橘核 10 g、荔枝核 10 g、川楝子 8 g、昆布 10 g、海藻 10 g，3 剂，水煎服，每二日 1 剂。外治用一诊药法，耳下及睾丸同时外敷。

三诊：发热、口渴及耳下漫肿消失，睾丸肿大明显缩小，压之微痛，余如常人。此病至后期，正气未虚，邪留阴器未尽，治当重在软坚散结，方用橘核丸化裁。橘核 10 g、荔枝核 10 g、川楝子 10 g、海藻 15 g、昆布 15 g、牛膝 10 g、浙贝母 10 g、牡蛎 15 g、川芎 10 g、穿山甲 5 g，4 剂，药后未再来诊。同年 10 月邻居杨某患咳喘来诊，告知患儿腮肿病症已愈。

按语： 流行性腮腺炎，中医称"痄腮""蛤蟆瘟"，多由外感风热毒邪，入侵少阳胆经，重者邪入肝经，浸聚阴器所致。本案患儿初期项肿不显而失治，待邪深病重入绕阴器方就诊，所幸治疗得当，配合外敷，及时控制了病势而得以治愈。然所用普济消毒饮，方中升麻、柴胡，临床未用，是因病为火热之邪，原有上升之势，若用之，以升助升，升发太过反助其热，病势危矣。

7. 急性上呼吸道感染

龙某，女，3 岁。主诉：鼻塞、黄稠浊涕，手足时抽 1 天。患儿 1 日前恶寒发热，鼻塞流涕，自购西药，其效不显。夜半后发热加重，睡卧不宁，时见抽搐。诊时见鼻塞、黄稠浊涕，手足时抽，旋即饮水，扪之额肤灼热，体温 38.8 ℃，舌红苔黄，指纹浮而深红。

诊断：感冒夹惊

辨证：热盛动风

治法：辛凉解表，凉肝熄风

方剂：银翘散加减

药物：银花 10 g　　连翘 5 g　　淡竹叶 8 g　　薄荷 8 g

芦根 8 g　　石膏 20 g　　柴胡 5 g　　钩藤 15 g

蝉蜕 5 g　　白芍 10 g

3 剂，水煎服，一日一剂，日服四次。嘱室内休息，避风寒，清淡饮食，忌食油腥。另用凉湿毛巾塌敷前额、后项，每日三次，每次 10 分钟。

二诊：上剂尽，热势降，烦躁除，睡卧宁，鼻已通，黄涕消失，抽搐偶发，唯神倦、食少，热未尽退。测体温 37.6 ℃，舌红，苔薄黄，指纹略紫。此药去病退，大热已去，余温尚存，继以原方加减。银花 10 g、连翘 5 g、淡竹叶 8 g、薄荷 5 g、芦根 5 g、钩藤 10 g、蝉蜕 5 g、龙骨 8 g、太子参 8 g、白术 8 g、神曲 10 g，再 3 剂，水煎服，二日 1 剂，日服 3 次。调护依前，停敷额项，药尽病愈。

按语：感冒本为成人小儿常见病，感冒夹惊，唯小儿多见，多由温邪入侵肌表，失治，误治，热势鸱张，引动肝风所致，本病案即是如此。治用银翘散加柴胡、石膏辛凉解表透气；加钩藤、蝉蜕、白芍，凉肝熄风镇惊，配合穴位凉敷以快速退热；后期余热未尽，惊搐未止，脾虚食少，又用肃清热邪，健脾镇惊方药治之，临床用此方法治疗小儿感冒夹惊，每多获效。预防给药：①贯仲、大青水煎服。②薄荷、野菊花、板蓝根水煎，日 3 服。咽喉肿痛及扁桃体炎，生蜂房末 6 g，日 2 次，胖大海泡水送服，有清热解毒、消肿止痛功效。

8. 夜啼

戴某，女，3 个月。主诉：夜啼 1 月。患儿白天如常，至夜即哭，已月余，其母以为女饿而哭，喂奶后仍时时啼哭。诊见患儿面不红润反青白，扪其手足欠温，其便未成形，每日 5～6 次，舌淡苔白，指纹淡红。

诊断：夜啼

辨证：寒凝肝脉

治法：温脏祛寒

方剂：加味当归散

药物：当归 5 g　　吴茱萸 2 g　　肉桂 2 g　　川芎 5 g

炮姜 3 g　　小茴香 3 g　　乌药 3 g　　山药 8 g

木香 3 g　　茯苓 5 g

2 剂，水煎服，二日 1 剂，日服 4 次，每次 10 ~ 15 mL。另用小茴香、炮姜、吴茱萸适量，炒热布包，熨运脐周。

二诊：2 剂药尽，夜间很少啼哭，面色转润，扪得手足已温，唯大便仍未成形，但每天仅 3 ~ 4 次。此脏寒将除，脾虚明显，续依前法健脾温中散寒。炒白术 5 g、茯苓 5 g、砂仁 3 g、陈皮 3 g、炮姜 3 g、山药 8 g、建曲 5 g、肉桂 3 g、木香 3 g、小茴香 3 g、桔梗 5 g、薏苡仁 8 g，继服 3 剂，每二日 1 剂，日服 3 次。停用外治熨脐，药尽夜啼愈。

按语：小儿夜啼为儿科常见病，以白天如常、入夜啼哭为特征，发病原因有惊吓过度、心经有热、内脏有寒三种。本病案即为脏寒所致，先生用加味当归散温脏祛寒，寒去脏温，夜不生燥，阴阳平衡，故夜不啼哭矣。

9. 弄舌

杨某，男，4 个月。主诉：时时将舌头伸出口外 1 月。患儿吃奶时，口内热感明显，大便色黄稀稠而臭。诊见患儿将舌头伸出唇外，用棉签拭之亦不缩回，且向周围摆动，面赤唇红，舌尖亦红，指纹色紫。

诊断：弄舌

辨证：心脾积热

治法：清热泻火

方剂：清热泻脾散加减

方药：栀子 3 g　　黄连 3 g　　黄芩 5 g　　灯芯草 3 g

茯苓 5 g　　石膏 8 g　　淡竹叶 5 g　　远志 3 g

甘草 2 g

2 剂，水煎服，一日 1 剂，每次 10 ~ 15 mL，每日服 4 ~ 6 次。另用朴硝适量，紫雪丹 1 粒研细，用竹沥汁调涂舌上，每日 3 次。

二诊：二剂药尽，患儿舌头伸出唇外次数减少，每天 3 ~ 5 次，且试之即回，其母亦觉儿口温较服药前低，大便色黄软。此心脾热减，但余热未尽，虑小儿易虚易实、易寒易热特点，续用前方恐清之过度，故原方去辛苦寒之石膏、黄芩，加神曲 5 g、陈皮 3 g、白术 5 g，以健脾护胃，嘱停外涂药。3 剂，每日 3 次即可，二日 1 剂，嘱其药尽后再调治。一周后患儿亲戚告知，吐、弄舌已愈。

按语： 不断把舌头伸出唇外，缓缓才收回的为吐舌；舌头频频伸出，掉弄如蛇舌的为弄舌。吐舌和弄舌的出现，常兼有身热、面赤、唇焦、烦渴、舌尖红、小便赤短、大便秽臭等，这是胃肠积热、气血俱燔的证候；甚则发生抽搐、角弓反张，而成肝风内动的危候，特别在温热病中，热甚阴伤时，更为常见，治法宜清解心脾积热。方用《医宗金鉴》之清热泻脾散。内动肝风而见抽搐加地龙、钩藤、石决。严重者可参见"惊风"证治。小儿偶见吮乳、口渴时吐舌、弄舌，不属病象。大病、久病未愈而见吐弄，多属心脾亏损，宜大补心脾，可酌用《济生方》之人参归脾丸。

10. 小儿惊厥

陆某，男，3 岁。主诉：大便不成形 6 月，加重伴四肢抖动 3 月。患儿 2 岁半时大便不成形，日解 3～4 次，伴腹痛时哭，时欲呕吐，中西治疗，病症时好时坏。近 3 月，病情加重，时欲嗜睡，睡时露睛，伴食欲减退，体渐消瘦，四肢抖动。诊时见额肤、尺肤不热，手脚肤凉，时发抽搐，时作时止，舌质淡，苔薄白，指纹淡红。

诊断：慢惊风

辨证：脾肾阳虚

治法：温补脾肾，扶正固本

方剂：逐寒荡惊汤加减

药物：

胡椒 3 g	炮姜 3 g	肉桂 3 g	丁香 3 g
茯苓 8 g	砂仁 5 g	人参 5 g	炒白术 5 g
广木香 3 g	陈皮 3 g	山药 8 g	神曲 8 g

二诊：3 剂药尽，抽搐次数减少，精神好转，嗜睡亦少，肢冷转温，现不主动索食，大便仍不成形，仅次数略少，每日 2～3 次。此因患病时间长，脾虚胃弱，阳亦虚乏，故难收速效，但药去病减，不谓无效，仍依原方 3 剂，嘱其喂药量增

至 50 mL，每日 3 ~ 4 次。

三诊：抽搐已止，手脚已温，精神正常，已无嗜睡，便已成形，唯不欲好动，体仍偏瘦。此惊风告愈，予七味白术散合肥儿丸调治善后。

按语： 小儿惊风，临床以抽搐为特点，多因感受热邪，火性上炎，引动内风，或因先天禀赋不足，脾胃阳虚，失于温养，风寒内生，而发抽搐。急者多实，称急惊风；缓者多虚，称慢惊风。此例患儿病程较长，发展缓慢，抽搐无力，应属慢惊风，且多虚多寒见证，用温补脾肾，培本固元之逐寒荡惊汤加味，使脾胃健、肾阳温、元气复。

11. 营养不良

陈某，男，两岁半。主诉：腹部增大 3 月。近 3 月，患儿腹部逐渐增大，入夜常哭，体渐消瘦，大便不成形，常伴有不消化食物。诊见患儿面枯肌瘦，胸肋骨现，腹大如蛙，叩之鼓音，皮肤干燥，舌淡苔白腻，指纹淡紫。

诊断：疳积

辨证：脾虚湿滞

治法：健脾消疳

方剂：消疳理脾汤加减

药物：

神曲 5 g	麦芽 5 g	槟榔 5 g	鸡内金 10 g
青皮 5 g	莪术 5 g	肉桂 5 g	使君子 5 g
芜荑 5 g	太子参 8 g	陈皮 5 g	蜣螂^{（焙干研细末）} 5 g

3 剂，每二日 1 剂，日服 4 次。另用蟾蜍一只，焙干研末，每次 1.5 g，白糖水冲服。

二诊：诸症有所减轻，尤其腹胀大明显缩小，叩之鼓音不显。此药虽对症，但病久难以速去，为减少诊次，服药方便，将原方加大剂量，制成散剂，每次 5 g，用红糖水调服，每日 2 次，嘱服一月，药尽病愈。

按语： 乳贵有时，食贵有节。若小儿乳食不节，恣食肥甘生冷，或过于溺爱，妄投滋补，损伤脾胃，壅滞中焦，脾气不运，形成积滞，积久气血生化泛源，脏腑肌肉无以濡养，形成疳症。故应攻补兼施，消导疳积，理气健脾。尤其蜣螂一味，喜掘粪穴居以通其幽，推陈方能出新，故能药尽病愈。

12. 遗尿

吴某，男，6岁。主诉：尿床2年。患儿尿床，夜夜如此2年余，曾数易中西医治疗罔效。诊见面色㿠白，反应较慢，答问羞涩，询其每晚睡中遗尿，醒后方知，触之手脚不温，舌淡、苔白，脉沉迟。

诊断：遗尿

辨证：肾气不足，下元虚冷

治法：温补肾阳，固摄小便

方剂：桑螵蛸散加减

方药：桑螵蛸 15 g　　鹿角霜 10 g　　黄芪 15 g　　煅牡蛎 15 g

　　　补骨脂 10 g　　龙骨 15 g　　益智仁 10 g　　肉桂 5 g

　　　太子参 10 g　　石菖蒲 5 g

3剂，水煎服，每二日1剂，日服3次。另用蜂房炙烤存性研细，每次5 g，黄酒送下，每日2次。

二诊：3剂药尽，夜中遗尿次数减少，手足稍温，余无变化。此病已久，肾虚难复，但药已中的，法不另辙，继原方续服5剂。

三诊：二诊药后夜遗已止，手足已温，但诊得纳少神倦，乏力懒动，舌质淡，苔薄腻，脉沉迟。此遗尿虽愈，正气未复，改用香砂六君子汤加肉桂、鹿角霜，制成散剂，服用1个月以温肾健脾。

按语：小儿遗尿，多见于学龄儿童。究其病因多由肾气亏虚，水道失约，肺脾气虚，水道制约无权，肝胆伏热，疏泄太过，膀胱失藏所致。本例患儿是因肾气亏虚，下元虚冷所致，故拟温补肾阳、固摄小便法治之，且因病久正虚较重，故一时难奏速效，坚守方药，配合蜂房兴阳益肾、固摄下元，遗尿顽症终获痊愈。

13. 小儿乳核

宋某，女，5岁。主诉：两乳头大结节3月余。患儿两乳头处生一如鸽蛋大结节数月，按之有压痛，硬而有块，肤色不红，无痛苦表情，活泼正常，饮食及二便无异常。查舌质红润，苔薄少，脉一息六至不浮不沉。

诊断：小儿乳核

辨证：痰瘀互结

治法：化痰软坚散结

方剂：神效瓜蒌散加减

药物：全瓜蒌 10 g　　　浙贝母 6 g　　　甲珠 3 g　　　昆布 10 g

海藻 10 g　　　乳香 3 g　　　没药 3 g　　　甘草 3 g

外用方：蛇莓捣烂，溶酒、调醋敷患处，每日一换。

二诊：服上药 3 剂和外敷后大有好转。查乳中结块变小，质地已软，舌脉及饮食无异常。继服上方 2 剂，蛇莓外敷继用。

三诊：乳核基本消失，已无硬结，原方加柴胡 6 g、白芍 6 g，令再服 3 剂以资巩固。

按语：神效瓜蒌散为治乳痈之良方，今借用以治乳核者，皆病在乳，经络相同耳。全瓜蒌以散结消痰瘀，其皮瓤仁与乳腺相似，散结消核之功可数倍于丝瓜络、路路通之力；浙贝母解郁消痰核；昆布、海藻咸寒软坚；乳没通络活瘀；穿山甲者，直攻其坚，使核速散，以防久而生变；甘草甘缓，和诸药而解百毒。以蛇莓外敷，借酒之活血，醋之酸敛之能，故收效神速矣。据先生临床经验，蛇莓外敷为治乳痈之良药。

（九）外科及骨科疾病

1. 腋臭

吴某，男，23 岁。主诉：腋下黄汗伴臭味 2 年。患者素有狐臭，近两年多来腋下出现黄汗，入秋更甚。黄汗着衣，曾多方治疗，无明显效果。全身情况良好，苔厚黄腻，脉濡。

诊断：狐臭

辨证：湿浊郁滞

治法：利湿化浊，固卫止汗

方剂：芪芍桂酒汤加味

药物：麻黄根 12 g　　　赤小豆 30 g　　　连翘 12 g　　　黄柏 12 g

蚕沙 12 g　　　黄芪 15 g　　　桂枝 10 g　　　白芍 10 g

煅牡蛎 30 g

上诸药入醋中浸后，加水煎服。

二诊：服前药 4 剂后，右腋黄汗大减，左腋黄汗减而不显，余症如前。久病初效，不宜更法，仍用上方，将黄芪、牡蛎、麻黄根加至 30 g，另加龙骨 45 g，煎服如前法。外用大蜘蛛二个（焙）、轻粉等量为末，温开水调擦腋下，潮湿甚者，干粉涂擦，每日 2 次，以治狐臭。

三诊：服上方 2 剂后，黄汗已无，腋下狐臭大减，苔微黄腻，睡眠、食欲均欠佳，此为湿郁中焦，阻阴阳升降之道。《内经》谓"胃不和则卧不安"即指此而言也，故除嘱继服原方及外擦方外，另加佩兰、广藿香、荷叶、苦丁茶各等分，泡开水频服，以增强清热化湿之力，数剂而愈。陈醋治疗腋臭：陈醋（三年以上）和石灰敷之，有效。

按语：黄汗之为病，水从汗孔入得之。表虚，故水气得入；湿郁中阻，水气外郁，故作黄汗狐臭。白老作黄芪芍药桂枝苦酒汤，以黄芪固表，芍药化阴，桂枝通阳，更有苦酒一味，即为米醋，以酸敛止汗出，又合麻黄连轺赤小豆汤之意，止黄汗而消狐臭。

2. 脚跟骨刺

杨某，女，47 岁。主诉：月经紊乱伴脚跟疼痛 2 年。患者近 2 年来月经周期紊乱，断续无定期，形体消瘦，时伴烦热出汗，脚跟疼痛，行走受累，妇检正常，医院诊断为更年期综合征。诊时见痛苦面容，神疲气短，口干心烦，腰膝酸软，脚跟痛犹如针刺，舌淡暗，舌下脉络亦显粗暗，苔薄少，脉沉弦稍数。

诊断：痹症

辨证：肝肾不足，气血阻滞

治法：补益肝肾，温通气血

方剂：左归丸加减

药物：

当归 15 g	鹿角霜 20 g	怀牛膝 10 g	枸杞子 20 g
细辛 5 g	炒白芍 20 g	丹参 20 g	玄参 15 g
炙甘草 8 g	延胡索 30 g		

二诊：面带喜色，口干心烦消失，腰酸已不明显，脚跟痛已减过半，舌质仍暗，脉沉稍弦。此方药投症，效不更法，继用前方去玄参，加川芎 20 g、

莪术 20 g，加服六味地黄丸。连服 2 月顽疾痊愈，随访 5 年，身心健康，跟痛未发。

按语： 妇女绝经前后，肾气渐衰，气血阴阳失调，易出现寒热错杂的更年期综合征，治之本较困难，而伴阳气虚衰，气虚阻滞的脚跟痛者更是少见，且治之棘手。先生常以补益肝肾、温通气血、调和阴阳，佐以养阴清热之药方治之，临床多获良效。

3. 血栓性静脉炎

龙某，男，46 岁。主诉：左下肢肿胀疼痛 3 天。左下肢肿胀疼痛 3 天入院，诊断为血栓性静脉炎。诊时见左下肢肿胀皮肤色红，扪之灼热，按之刺痛，细视可见皮下有青紫，舌质稍红，苔薄微腻，脉沉弦涩。

诊断：痹症

辨证：湿热郁遏，气血不通

治法：清利湿热，通络活血

方剂：四妙散加减

药物：黄柏 10 g　　苍术 10 g　　牛膝 10 g　　银花 20 g

野菊花 20 g　　当归 15 g　　川芎 20 g　　鸡血藤 30 g

路路通 20 g　　地龙 10 g　　薏苡仁 20 g

二诊：诸症大减，肿胀消退过半，肤色白暗，扪之热，按之微痛，手脚指端发凉，舌已不红，苔已不腻，脉沉细涩。此湿热去，壅滞散，但现阳气不足、血行不畅，原方去黄柏、苍术、薏苡仁，加黄芪 30 g、桂枝 10 g、细辛 5 g，续服 3 剂。

三诊：二诊药后左下肢肿胀疼痛消失，肤色正常，本病已痊愈，但诊得舌淡、脉沉细，询其病史，患者每年冬天手足特别怕冷，为巩固疗效，预防冻疮，嘱服 5 剂当归四逆汤加黄芪 30 g，并用艾叶煎水泡洗患处，随访 3 年未再发。

按语： 血栓性静脉炎，中医虽无此名，但据临床表现，总为湿、热、寒、瘀作祟，故其治法或清利湿热或温经散寒，唯通络活血不变，临床若能随症加减，每获良效。

4. 脓疱疮

龙某，男，63岁。主诉：皮肤水疱反复发作1年半。1年半前，前胸及前臂皮肤散在、成批发出大小不等水疱，不痒不痛，一周后尤以腕后手背水疱密布，水疱连成大疱，呈卵壳半大的成片水疱，疱壁透明而薄，容易破裂，破后创面湿润而红，渗出少量黄水液，很快干结而愈，不留疤痕，一周后原处又再发。西医诊断为类天疱疮，经中西药物治疗半年，水疱稍少发，嘱长期服用激素而出院。诊见面如满月、背肉厚如肿、皮质稍硬，颜面散在水疱，手腕部尤甚而密，时时发潮热，胸满闷，尿短少，舌质红、苔白厚腻，脉浮细而软。

诊断：天疱疮

辨证：湿热郁表

治法：清宣湿热

方剂：麻黄连翘赤小豆汤合薏苡竹叶汤加减

药物：麻黄5g　　　连翘30g　　　赤小豆30g　　　竹叶15g

薏苡仁40g　　滑石20g　　　藿香15g　　　豆蔻10g

梓白皮20g　　茯苓20g　　　通草8g

令服5剂，并嘱逐减激素药用量。

二诊：服上药5剂，仍同时服激素药物，水疱无增减变化，舌苔变薄而胸闷减轻，时时潮热仍存，潮热时水疱胀而加重，微似有汗，饮食量少，舌质红。湿热之邪已有表解之征，潮热、舌红，为热有入营血之嫌，上方去麻黄加苍术、石膏、人参，燥湿、益气、清热，加紫草、金银花凉血解毒、透热转气。处方：金银花20g、连翘20g、赤小豆30g、竹叶12g、薏苡仁40g、藿香15g、豆蔻10g、人参15g、苍术8g、石膏40g、滑石20g、茯苓20g、通草6g、甘草6g、生梓白皮20g，令服10剂。另以紫草、苦参、蛇床子、升麻、蜂房、蝉蜕、土茯苓，加醋煎水熏洗，隔日一次，每次浸洗30分钟以上。紫草、苦参、蛇床子凉血清热，且具有抗过敏作用；升麻升散火郁湿邪，蜂房、蝉蜕、土茯苓祛风解毒，内外合治。

三诊：服上药后，有一定好转（激素药已减至每次4片，每日2次）。胸闷大减，苔黄厚腻基本退尽，潮热数日偶发，食量少而厌油，小便畅利，大便每日 2 次，微溏，肌肤绷急稍缓，皮肤稍软，舌质红。此湿渐退而热渐轻，应适当加甘温实脾之品。上方苍术易白术，减滑石、石膏，加山药以养脾，柴胡、白芍、郁金疏肝胆而解郁，且郁金有降脂之效。处方：柴胡、白芍、郁金、人参、白术、怀山药、茯苓、薏苡仁、竹叶、豆蔻、藿香、通草，仍用梓白皮以杜热湿之余。嘱服 5 剂，浸洗方不变。

四诊：服上药，脘闷消，苔薄微腻，已无明显厌油，饮食如常，大便已成形，每日 1 次，小便清利，面浮渐消，背肌渐软，手腕水疱大减，已无连片水疱，仅阵阵乍如虫叮而发十数枚，此为湿停热郁大减之征。为防其过食肥甘而湿热再复，嘱其淡食、素食以杜食复，同时戒酒以防湿从内生，药用柴胡 12 g、黄芩 12 g、白术 12 g、泽泻 20 g、猪苓 15 g、茯苓 30 g、党参 20 g、黄芪 20 g、竹叶 12 g、薏苡仁 30 g、紫草 30 g、苦参 30 g、姜枣各 10 g，另用紫草、苦参、蛇床子、蜂房、蝉蜕、土茯苓煎沐。令服用 1 月，并嘱激素药继续服用，逐减至停服。

五诊：服用上药 1 月，病情大好，水疱未再发生，已停用激素两周，未再复发，仅遇热则上臂起泡处乍如蚁行，数分钟消失，已停用煎沐药。但见颜面红润，背肉不再丰，能食、能睡、能活动，能步行十里以上而无他觉；精神清爽，语言畅利，思维敏捷，动作灵活，血压正常，舌色如常人，脉来迟缓。为巩固疗效，以防复发，仍以上方加重实脾之品，减轻淡利清热之药，加增强免疫力、调补肝肾之枸杞。处方：黄芪 30 g、枸杞 30 g、党参 30 g、白术 20 g、茯苓 30 g、炙甘草 8 g、大枣 10 g、柴胡 10 g、黄芩 10 g、猪苓 10 g、泽泻 10 g、竹叶 10 g、薏苡仁 20 g、紫草 20 g、苦参 20 g，上 15 味共杵粗末，每取 10 g，白水加生姜一片煎沸取汁服，日 3 次，嘱服一月如无反复可停药。

按语：天疱疮，古人虽有记载，但多与病人病变过程中辨证不符。《外科正宗》云："天疱疮，乃心火妄动，脾湿随之，有身体上下不同，寒热天时微异，上体者，风热多于湿热，宜凉血散风，下体者湿热多于风热，宜渗湿为先。"观其内服"解毒泻心汤""清脾甘露饮"之药，均与当时患者症候有异。《洞天奥旨》载"天疱疮，生于头面，遍身手足之间，乃毒结于皮毛而不入于营卫，此疮乃肺气虚而火毒结于肺，本是暑湿热蒸之气，因肺气虚而犯之也……。内服香薷补气饮，外搽定粉散可愈"。析其药,亦难与当时患者证情合拍。因此,先生自辟其径,以"肺脾湿停热郁"为论,随其偏胜偏衰,偏表偏里,偏气偏卫而治之,乃收如上之效。

5. 荨麻疹

姚某,男36岁。主诉:全身丘疹风团1年。1年来遇冷或遇热时身发花生米大小、红或白色丘疹风团,数易中西医治疗,终未痊愈。诊时见全身多处指甲大小红色斑丘疹风团,尤以上、下肢为甚,周边肤色正常,红色丘疹处瘙痒,时欲抓揉而心烦,询其昨晚与朋友聚餐,食用过酒辣、鱼虾,舌质红,苔薄黄,脉弦数。

诊断:风疹

辨证:风邪郁表,蕴湿生热

治法:祛风清热,凉血消疹

方剂:克敏消疹散加减

药物:防风15g　　荆芥10g　　生地20g　　牡丹皮20g

　　　紫草15g　　蝉蜕15g　　牛蒡子10g　　黄芩15g

　　　知母15g　　石膏20g　　紫荆皮20g　　甘草5g

二诊:3剂药尽,风疹消退,诸症消失。为巩固疗效,用桂枝汤加防风15g、黄芪20g、柴胡10g、乌梅15g,以调和营卫、增强免疫、预防过敏,嘱服10剂,随访半年,风疹未再发。

按语: 风疹是皮肤科的一种常见多发病。其病因与气候寒暖,饮食不节(食韭菜、芹菜、海鲜、虾蟹等)有关。其病机为风邪郁表,毛窍阻塞,不得宣泄,进食辛辣发物,内热化火,外蒸肌表而成。其治属热者宜辛凉祛风,凉血消疹,属寒者宜辛温祛风,温经消疹,未发时宜调和营卫,增强免疫,防止过敏,方能痊愈。本案属热,故按热治,风疹速愈。先生年长,经验丰富,后期续治患者,增强免疫,故未再发。克敏消疹散方为先生自拟经验方,由紫草30g、紫荆皮30g、苦参30g、蛇床子10g、赤芍15g、牡丹皮15g、蜂房18g、蝉蜕12g、白蒺藜30g、白鲜皮30g、地肤子30g、甘草10g、大枣10g(中满者去大枣)组成。具有清热凉血、祛风除湿、迅止瘙痒之功效,主治一切过敏性痒疹。如过敏性瘾疹、药疹、接触性皮炎、漆疮、湿疹等，疗效均佳。

方歌： 克敏消疹紫草荆，牡丹皮赤芍蛇苦参，蒺藜蜂蝉藓皮枣，地肤甘草痒疹治。

加减举隅：兼阴虚，色赤、舌红加生地、玄参凉血滋阴；兼感外风，见微恶风寒加荆芥，发表祛风理血；兼发斑加连翘、青黛、凉营消斑；兼湿热甚而苔黄腻加苍术、黄柏，除湿清热。

6. 带状疱疹

李某，男，42岁。主诉：腰胁、胸部灼热疼痛3天。患者外出旅游后，第二天自觉腰胁、胸部灼热疼痛，伴恶风、发热、口渴，自认为外出感冒，到药店购银黄片、板蓝根冲剂，服之无效，更增水疱，到某医院皮肤科检查诊断为带状疱疹，予以住院，给予三氮唑核苷、吲哚美辛、板蓝根冲剂口服治疗，其效不佳。诊见左侧胁肋后斜下至腰，上斜至胸皮肤色淡红，绿豆大水疱成串，自述痛如火燎，扪之肤热，伴口渴不欲多饮，饮食味差，舌质红、苔薄黄腻，脉弦数。

诊断：蛇串疮

辨证：外感热毒，湿邪瘀滞

治法：清热利湿解毒，凉血活血止痛

方剂：连翘赤小豆汤加减

药物：连翘 10 g　　赤小豆 30 g　　野菊花 20 g　　大青叶 20 g

　　　板蓝根 20 g　　牡丹皮 20 g　　紫草 15 g　　赤芍 20 g

　　　甘草 5 g　　　青黛 10 g^(布包煎)

3剂水煎服，一日1剂。另取蟑螂、雄黄、伏龙肝，用鸡蛋清调匀擦敷患处，每日更换2次。

二诊：腰胁、胸部灼热疼痛明显减轻，口已不渴，饮食有味，视其患处肤色不红，水疱已瘪，舌质淡红，苔已不腻，脉沉略弦。此药去湿热毒邪退却，法不另辙，续用前方药内服外敷。

三诊：二诊药后现已不痛，水疱全消，诊见胁肋、胸部，水疱全无，皮肤有淡红色斑，扪之微有刺痛，舌脉正常。此急性期虽已告愈，但留有红斑，且有刺痛，乃湿毒虽去，但络瘀仍存，不留后遗刺痛，予血府逐瘀汤加板蓝根善后。

随访 3 年未见复发，亦未留下后遗症。

按语： 带状疱疹属中医"缠腰火丹""火带疮""蛇串疮""蜘蛛疮"范畴，多因肝郁化热或脾虚湿蕴搏于肌肤所致，其治多以清热利湿或健脾利湿，佐以解毒止痛，配合外敷为治则。本病案因外出旅游，外感湿热毒邪，湿热蕴滞于肌肤，内服加味连翘赤小豆汤以清热利湿解毒、凉血活血止痛；外敷蟾蜍、雄黄解毒消肿，故能及时收效而未留下刺痛后遗症。

7. 脂溢性皮炎

吴某，男，46 岁。头发稀疏、落屑，瘙痒 3 年。患者初因头皮发痒，抓之落屑而未引起重视，后因痒甚，落屑加重，且伴脱发，请皮肤科及内科医生治之罔效。诊时见头发稀疏，抠之落屑甚多，天天如此，痒时即抓，抓之落屑，有时一天搔抓数次，尤其在劳累或休息不好时更甚，舌红、苔薄黄腻，脉沉细濡。

诊断：白屑风

辨证：风湿热邪袭表，血虚生风生燥

治法：祛风清热祛湿，养血活血止痒

方剂：白屑风汤

药物：石膏 40 g　　　知母 15 g　　　苦参 30 g　　　当归 10 g

　　　生地 12 g　　　蒺藜 30 g　　　紫草 30 g　　　荆芥 10 g

　　　甘草 10 g　　　防风 10 g

另用生侧柏叶 150 g、蒺藜 50 g、大黄 20 g、苦参 30 g，煎水外洗，每二日 1 次。

二诊：用前方后头皮发痒减轻，落屑及脱发明显减少，每日仅抓一次，舌脉无明显变化，此药虽投症，但病久正虚邪未尽，故治不另法，续以前方内服。内服药中石膏、苦参用量减半，免伤胃气，加首乌 30 g，以养血生发，外用药续前方煎水洗头，每日 2 次，10 剂后，头皮不痒，落屑甚少而痊愈。

按语： 白屑风为临床常见病，多发于头面、耳项毛发中，以头皮发痒，抓之落屑为特征，多由风湿热邪入侵毛孔，郁久血燥，头皮肌肤失养所致。白屑风汤具有清热祛湿、养血活血、祛风止屑的功效，故临床用之配合外洗，每多获效。

方歌：白屑风汤生地黄，蝉蜕蒺藜苦参良，当归荆芥知膏草，玫瑰糠疹紫草相。

方药：生地 12 g、蝉蜕 15 g、蒺藜 30 g、苦参 30 g、当归 10 g、荆芥 10 g、知母 15 g、石膏 40 g、紫草 30 g、甘草 10 g，水煎服，二日 1 剂。

外洗方：生侧柏叶 150 g、蒺藜 50 g，头皮痒加大黄 20 g，脂溢加防风 20 g、苦参 30 g，煎洗，每二日 1 次，并治脱发。

8. 扁平疣

胡某，男，16 岁。主诉：头面、手臂丘疹 1 月。暑期炎热，连续游泳并晒太阳后，头额、面颊及手臂出现米粒大小颗粒，皮色正常，自认为是阳光浴后所致而未重视。随着时间的延长，面、额颗粒不但未消，反渐增大，大者约黄豆大小，时伴微痒，色变浅褐，到某医院皮肤科诊断为扁平疣，予口服抗病毒药，外用酞丁安乳膏，治之无效。诊时见头额、面额、手臂绿豆、黄豆大小丘疹，数量较多、表面光滑，呈淡褐色，舌质暗红，苔薄黄腻，脉沉弦。

诊断：扁平疣

辨证：湿热结聚，气血凝滞

治法：清热利湿解毒，活血散结清疣

方剂：平疣方加减

药物：败酱草 20 g　　夏枯草 20 g　　苦参 10 g　　薏苡仁 20 g
　　　大青叶 20 g　　板蓝根 20 g　　紫草 10 g　　赤芍 20 g
　　　桃仁 10 g　　　红花 5 g

另用玄明粉 30 g、冰片 3 g，共为细末，调凉开水涂擦患处。

二诊：大的疣体明显缩小，颜色变淡，时有微痒，小的疣体已消失，舌质稍暗，苔不黄腻，脉沉微涩，此湿热邪毒已去，风邪郁于肌表，气血凝滞仍存，治以祛风散郁，活血散结。原方去苦参、败酱草，加木贼草 10 g、香附 15 g。因病程已长，恐瘀难去，疣难消，嘱服 10 剂，配合一诊外用药涂擦。第二年春初因感冒发烧、咽痛就诊，视其疣未再发。

按语：扁平疣为多种疣之一种，好发于青壮年，多因感染疣体病毒及湿热毒邪郁滞肌肤，致筋气不荣，气血凝滞所致。扁平疣方有清热利湿、祛风散郁、活血清疣之功，内服配合外用擦剂，既可消除诱因，又可祛除疣体，故临床使用该方药治疗扁平疣常可获得良效。自拟平疣方：薏苡仁 100 g、赤芍 100 g、板蓝根 20 g、大青叶 60 g、夏枯草 40 g、败酱草 40 g、苦参 20 g、紫草 40 g，为末，每服 10 g，日 3 次。

9. 冻疮

陈某，女，27 岁。主诉：手脚冻疮 16 年。冻疮每年入冬始发，至春稍愈，夏留痕迹，重时求医，稍愈即停，终未痊愈。诊时见双指及手背肿胀，留有疮痕，肤色不红，压之疼痛，触及皮肤甚凉，询其脚亦不温，夜卧如此，甚则晨起脚尚未温，舌质淡暗、边有瘀斑，苔薄白，脉沉迟。

诊断：冻疮

辨证：寒凝经脉，气滞血瘀

治法：温经散寒，活血祛瘀

方剂：当归四逆汤加减

药物：当归 15 g　　桂枝 10 g　　细辛 5 g　　羌活 10 g

　　　独活 20 g　　苍术 8 g　　通草 5 g　　茯苓 15 g

　　　桃仁 10 g　　红花 8 g　　莪术 15 g　　黄芪 30 g

另用艾叶 30 g、马勃 30 g、桂枝 20 g，煎水泡洗，每日 2 次。

二诊：服上方 5 剂，手足稍温，冻肿消退过半，晨起脚已不凉。继用前方去通草，加肉桂 8 g，更胜冬寒，因冬时还长，加之手背还有往年冻伤痕迹，故予 10 剂煎水内服，外洗方依前不变。

三诊：二诊药尽，手脚已温，冻疮消退，唯余冻伤痕迹。舌质淡暗，但舌边瘀斑已不明显，脉沉细。此寒邪已去，瘀未散尽，拟活血祛瘀为主，佐以温经通络。处方：桃仁 10 g、红花 8 g、莪术 15 g、三棱 20 g、当归 15 g、川芎 20 g、鸡血藤 20 g、肉桂 5 g、桂枝 10 g、黄芪 30 g，嘱其再 10 剂，将药制成散剂，每次 10 g，日服 2 次，温开水送服，并嘱在月经前 3 天及经期停药。随访 3 年，往年留下冻伤痕迹亦已消失，冻疮未再发。

按语： 冻疮为皮肤科的一种常见病，且与体质有关，阳虚体质者易发。其病因病机为寒邪客于经络，气血运行受阻所致，先生根据这一原理，用当归四逆汤加味温经通络，桃红四物汤加味活血祛瘀，再用苍术、通草、茯苓健脾渗湿。此寒邪去、经络通、气血和、瘀血去、脾运健、寒湿除，故冻疮得愈矣。

（十）五官科疾病

1. 复视

赵某，女，15 岁。主诉：视物重影 20 天。因升学不遂，招家人责难后而暴盲，医院检查，眼球各部未见异常，诊断为"癔病性暴盲"，虽经多日治疗后能视物，却现重影复视，行动必赖人携行。患者每于复视前，必先有前额胀痛，心中烦热，饮冷稍安，伴食欲不振。诊得舌红、苔薄稍黄，左寸、关脉弦。

诊断：复视

辨证：肝郁化火，心肝血虚

治法：疏肝解郁，养心缓急

方剂：甘麦大枣汤合芍药甘草汤加减

药物：醋炒柴胡 15 g　　白芍 30 g　　大枣 20 g　　炙甘草 15 g
　　　浮小麦 30 g　　薄荷 10 g^(后下)　　丹参 30 g　　菊花 30 g

二诊：上方 3 剂尽，复视未再作，烦热稍安，渐可入睡，但前额仍痛，纳少乏力，舌脉同前。继用原方加减。处方：炙甘草 15 g、小麦 50 g、大枣 20 g、太子参 20 g、地龙 10 g、茺蔚子 30 g、白芍 30 g、醋炒柴胡 20 g、薄荷 10 g、丹参 20 g、菊花 20 g，继进 3 剂，仍忌辛燥，怡养情志。

三诊：复视未再发，夜可入眠，但昼日心烧，口苦、喜凉饮，前额疼痛仍存，舌红、苔薄少，脉弦。此木郁化火，循经上攻所致。处方：炙甘草 15 g、浮小麦 50 g、大枣 10 g、神曲 15 g、白芍 30 g、牡丹皮 10 g、焦栀子 8 g、太子参 20 g、醋炒柴胡 10 g、茯苓 15 g、丹参 20 g、地龙 6 g、牛膝 10 g，嘱服 5 剂。

四诊：患者复视仍未发，除额窦隐痛外，余症消失。诊得舌质稍红，脉沉弦。为巩固疗效，方便服药，将原方加减易为散剂。处方 1：全蝎 6 g，清水洗净，新瓦焙研为末，每次 0.5 g，一日 3 次。处方 2：牡丹皮 60 g、栀子 60 g、当归 36 g、白芍 70 g、赤芍 70 g、柴胡 36 g、小麦 200 g、薄荷 60 g、炙甘草 20 g、太子参

100 g、墨旱莲 150 g、女贞子 150 g，上药共捣为末，开水送服，每次 10 g，每日三次，连服一月，同时与复方丹参片交替服用。3 月后患者来信告知，复视、重影未再发。

按语：该患者因升学未遂，复招家人责难，情绪被遏，木郁伤肝，心肝失养，致目系紧急而成复视等症。方用甘麦大枣汤合芍药甘草汤益心肝之阴，缓目系之急，佐柴胡、薄荷、栀子疏肝解郁清火，丹参、全蝎活血镇痛，以除其因而治其症，病终痊愈。

2. 牙痛

何某，女，34 岁。主诉：患左下臼齿痛 1 月。患者初起恶寒头痛，齿龈漫肿，自服去痛片无效，肿痛继续加重，又经服用磺胺类药物及肌注青霉素一周，肿痛无明显好转。诊时，左侧腮颊漫肿，肤色不红，时时呻吟，恶寒不渴，齿痛连头、牵引耳中，张口困难，苔白滑满布，脉弦紧有力。

诊断：齿痛

辨证：风寒夹瘀

治法：温经散寒，活血祛风

方剂：九味羌活丸加减

药物：羌活 12 g　　细辛 5 g　　　附子 5 g　　　防风 10 g

　　　蜂房 10 g　　乳香 10 g　　没药 10 g　　　白芷 12 g

　　　川芎 6 g　　　生地 18 g　　地骨皮 30 g　　骨碎补 20 g

　　　川牛膝 10 g　甘草 3 g

二诊：诸症大减，原方去附子、乳香、没药，细辛减至 3 g，另加陈皮理气健胃防生地滋腻之弊。二剂，肿消痛止，诸症如失而告愈。

按语：本例患者，初起为风寒外袭而诱发齿痛龈肿，经服用西药一周后，外寒弗解而随经入于少阴成为太少伤寒齿痛。治以麻黄附子细辛汤以温太少两感之寒；合九味羌活汤以散风消肿止痛，随证加减，故收良效。本方原为主治外感风寒湿邪所致之恶寒发热，头痛无汗，肢体酸痛，苔白而滑，脉浮紧等症而设。先生承父授，以此方加减治疗齿痛，多能收到满意效果。

方药浅析：羌活、防风辛温，疏散风寒湿邪而止痛。风为百病之长，多夹寒、湿、火而为风寒、风湿、风火之患，故用羌防功专祛风止痛。细辛、生地寒温互济，搜肾寒、滋肾燥；齿乃骨之余，为肾所属，齿痛多因肾寒挟虚火上攻所致，而生地滋肾以济虚火，细辛走少阴温水寒之气，俾虚火平、水寒散，则齿痛可疗。先生常以怀生地六分合辽细辛一分，入石臼中杵细匀，捏丸如豆大，嚼齿痛处，有明显止痛效果，内服亦须遵此量。苍耳子、白芷辛温宣散风寒，入阳明而疗齿痛，手足阳明之脉皆入上下齿中，龈亦属阳明，此用苍耳子发散风湿，白芷引药入阳明，且有活血散瘀之能，亦为齿痛之良药。地骨皮、牛膝甘平无毒，疗骨热而坚齿。地骨皮善固齿摇，牛膝补肾健齿，且地骨皮与羌活、细辛、白芷并用，寒温并调，寒中伏火者亦宜。川芎、骨碎补辛甘温，善行血中之气而止痛，筋骨劳损甚效。黄芩、甘草佐羌活、防风、细辛、白芷之辛，兼清寒中伏火且调百药而和中，此方寒温互用，专入胃肾而固齿定痛，为治齿痛之良方。

加减举隅：胃热偏盛，见发热，口渴引饮，或齿龈红肿疼痛，加石膏30～50 g、升麻5 g，以清散阳明经热。风寒夹热，见恶寒，舌白滑不渴，齿龈漫肿，肤色不红，或局部肿甚，张口困难，增加防风、细辛、白芷用量，以消散风寒。肿甚加蜂房，痛甚加乳没。胃肾虚火，局部肿势不甚，齿摇，喜冷漱或吸凉风则减，除加重骨皮、生地用量外，另加石膏平胃热。龋齿，加生乳香、生没药以止痛。夹寒加细辛用量至6 g，夹热加黄芩用量至12 g。

二、医　话

1. 谈柴胡"升阳劫阴"

柴胡苦辛、微寒，《神农本草》列为上品，毋庸置疑。自金元张洁古、李东垣，明缪仲淳诸前辈所倡柴胡"升阳劫阴"的说法风行之后，柴胡的用途用量就于无形中缩小了。其实柴胡的解热作用已经药学家实验证实。如今之柴胡注射液（柴胡：细辛为10：1）若能在黄芩配合之下，一般不会有升阳劫阴之副作用的。在能"除伤寒心下烦热"及"推陈致新"的一类记载中，找不出升阳劫阴的根据。假使洁古、东垣之说是真实不虚，仲景就不会用于产妇"血虚而厥"之"郁冒"了。

2. 谈茯苓四逆汤方证之"烦躁"

《伤寒论》69 条原文云："发汗，若下之，病仍不解，烦躁者，茯苓四逆汤主之。"本条虽论证简略，倘能与其他条文互参，不难悟出经旨。前 61 条"昼日烦躁不得眠，夜而安静"，乃"阳虚阴盛"，白昼阳旺之时，虚阳尚能与阴争，所以昼日烦躁不得眠。方用干姜附子汤，急复其阳。本条"烦躁无间"属阴盛阳亡，水浊上逆所致，与 343 条之"伤寒六七日，脉微，手足厥冷，烦躁，灸厥阴"之烦躁相近，343 条烦躁属浮阳已近决离境地，所以治以灸厥阴急救回阳，以散阴邪而复阳气，而本条烦躁之用茯苓四逆汤意在回阳救脱，利水除烦。

3. 谈中药煎药用水量

汤剂的煎煮之法，是值得重视的。清代名医徐灵胎《医学源流论·煎药法论》和《医学源流论·服药法论》论及煎药容器、用水、火候、时间、方法等，均关系药效。煎煮，可以说是中药制剂工艺之一。除医生处方用药用量外，还需要煎煮得宜，才能发挥其应有的复方效果。所谓配方得宜，煎煮亦须如法。

每煎一剂药的用水量，有些医院药房常用的中药袋上注有"一煎加水浸过药面五公分""二煎水平药面"。用量不够准确，因药有质地不同，容器有大小各异，皆言以药面为准，不足为凭。

先生认为，用水量及煎取多少，应有比例约数，否则无凭。据《伤寒》112 方，《金匮》204 方，粗略统计，求出的比例（药物重量与用水量之比），约 1 g : 15 ~ 20 mL；1 g : 20 ~ 23 mL；1 g : 8 ~ 10 mL。即咀片药一公分 1 g，用水 15 ~ 20 mL；20 ~ 23 mL；8 ~ 10 mL。折市两，每市两（50 公分），需用水 750 ~ 1000 mL；1150 mL（即 2 斤左右）；400 ~ 500 mL 一次煎。煮取 450 ~ 600 mL（约 1 斤），分三次服，每次 160 ~ 200 mL。

若一剂是二日量，最好分煮合服，有利于发挥药效的持续作用。世有应一不应二者，皆煎不如法也。一般先用冷水（去氯水）浸泡 15 ~ 30 分钟后再煎（连续三煎，液储存分六次服），使药效均匀而持续。

4. 论单味药物用量

皂角：30 ~ 40 g 治肠粘连有特效。

柴胡：3 ~ 6 g 长于升阳举陷；6 ~ 12 g 长于疏肝解郁；15 g 以上长于解热抗病毒。

防风：30 ~ 40 g 长于治神经性耳聋。

蝉蜕：15 g 以上长于治失音。

半夏：量大长于安眠。

5. 谈痛经服药时间

先生根据数十年临证经验，总结出痛经的最佳服药时间。寒客胞宫者，多在经前一周服药，使寒去络通则痛止；血瘀证者，多仠月潮初起，侧重于活血祛瘀，使气血和畅则痛经自消；气郁证者多在经前 3 ~ 4 天侧重疏肝理气之品，使气血调达而止痛；气虚、血虚、冲任亏损者，系气血不足，经脉失养，宜平时辨证用药，经期可不用服药。

6. 谈《伤寒论》"随证治之"用药的一般规律

（1）或然证：证同机同，加味则同

仲景辨证详明，组方用药精当，有一病必有一主方，有一方必有一主药，主病不变，主方亦不变，主病不变，但见或然证者，随证加药而治之。或然证证同机同，皆同一加药而治。如小便不利（或利）者，太阳表寒里饮之小青龙汤证，"若小便不利少腹满，去麻黄加茯苓四两"。少阳本证之小柴胡汤证，"若心下悸小便不利去黄芩加茯苓四两"。少阴阳虚水泛之真武汤证，"小便利去茯苓"。厥阴阳郁（气郁）之四逆散证，"若小便不利加茯苓五分"。上四方，主病不变，主方亦不变，主病不变，但见小便不利者，水蓄不行也。证同机同，同加茯苓专行津液，淡渗以利小便。临床验之，但兼（或）见小便不利者，皆可与之。此仲景随证治之一也。

（2）或然证：证同机异，加味则异

或然证之证同病机不同者，则"谨守病机"而加味。如渴者，小青龙汤证，"若渴去半夏加瓜蒌根三两"。小柴胡汤证，"若渴，去半夏加人参合前成四两半、瓜蒌根四两"。理中汤证，"渴欲得水者，加术足前成四两半"。上三方或然证同而渴，加味各异者，病机各异矣。小青龙汤、小柴胡汤兼见渴同去半夏加瓜蒌根，病机同属津伤，故同去辛燥耗津之半夏，加瓜蒌根以彻热生津，或加重人参甘寒凉润，共收生津止渴之效。而理中汤却加术者，脾虚不能为胃行其津液，津失上承，故加重白术健脾运以行津，脾津上布则渴止矣。三方证两以生津止渴，一以补脾行津，渴证虽同，病机却异。所谓"谨守病机，各司其属也"。

（3）证异机异则药随证迁（以小青龙汤证为例）

①"若噎者，去麻黄加附子一枚（炮）。"噎，食不下也，饭窒也，"水寒

相搏，其人即饲"，加附子温散水寒之气，噎室可消，非降气药之可为。

②"若喘，去麻黄加苦杏仁半升（去皮尖）。"喘为肺气上逆，加苦杏仁助麻黄（不当去）宣润肺气而平喘。或曰"麻黄发其阳，喘逆形肿者，当去之"。肺虚而喘者，麻杏须当慎用。

仲景凭脉辨证，必辨明其因而后法，处方用药，必谨守病机而后用，随证加减求其属而后药。既有其原则性，又有其灵活多变性。正所谓"必伏其所主，而先其所因"，此仲景施治之规矩方圆也。

7. 谈瘰疬治疗经验

（1）内服

取活蝼蛄一只（置凉开水中洗净），鲜鸡蛋一个。先将鸡蛋捣一小孔，然后将蝼蛄置于蛋内，用纸封固（让蝼蛄在蛋内活动），置蛋于炭灰火（微小火）中，待蛋烧熟后取出，去壳吃蛋，以淡盐汤或白汤，或以夏枯草汤，海带煎汤送服均可。每日一次，疗程不拘，以服至脓尽核消，痊愈为止。

（2）外治

带壳蝼蛄七个，生取肉，入丁香七粒于壳内烧过，与肉同研，用纸花贴之（贴核上，敷料固定）。整个治疗期中，凡瘰疬消散迟缓或消散不尽，皆可外贴，一日一换或二日一换，以贴至瘰核消尽为止。

8. 谈治小儿重舌经验

重舌症见舌下血脉肿胀,状似舌下又生小舌,或红或紫,或连贯而生,状如莲花,饮食难下,言语不清,口流清涎,日久溃腐。多由心脾湿热,复感风邪,邪气相搏,循经上结于舌而成。亦可由虚火上灼舌本,热结血瘀、湿热停聚所致。

取僵蚕粉末少许吹入舌根，每天 3 次，一般用药 3 天即可见效，再继续用至重舌消失为止。亦可用三棱针直刺舌下两旁紫色粗络，刺破后以器械吸尽黄色液体物，而舌下囊肿消。

9. 谈中医学养生之道

（1）养生之道的重要性

《素问·上古天真论》："乃问于天师曰：余闻上古之人，春秋皆度百岁，而动作不衰。今时之人，年半百而动作皆衰者，时世异耶？人将失之耶？岐伯对曰：上古之人，知其道者，法于阴阳，和于术数，食饮有节，起居有常，不妄作劳，故能形与神俱，而尽终其天年，度百岁乃去；今时之人不然也，以酒为浆，以妄为常，醉以入房，以欲竭其精，以耗散其真，不知持满，不时御神，务快其心，逆于生乐，起居无节，故半百而衰也。"概括说明古人百岁而不衰、今人半百而衰的原因在于两者不同的生活方式和作息规律。

（2）养生必须修身，修身必先正心

要有健康的身体素质，要有度百岁而不衰的生命活力，那就必须先正其心。

（3）可操作的养生之道

养心之道：宜清心寡欲，做到"四不"，即不贪、不攀、不卷、不赶。养生之道：宜动脑动形，使身躯健旺。衣食住行之道：衣食住行之道为生活之大道。毛泽东曾有云："基本吃素，饭后百步，遇事不怒，劳逸适度。"概括了生活之道。

（4）药食养生

① 枸杞。枸杞含多种成分，营养和药用价值极高。有营养脑细胞和驻颜的作用，能预防和辅助治疗多种慢性病和老年性疾病，是抗衰老的主要药物。

② 黑芝麻（芝麻）。黑芝麻含大量脂肪、蛋白质和维生素 E 等，药食两用，有保护肝肾作用。

③ 胡桃仁。含脂肪油、碳水化合物、蛋白质等。形如脑髓，有健脑作用。能"通经脉，润血脉，黑须发"。常服则"骨肉细腻光滑"，"令人肥健"。有补肾固精、温肺定喘、润肠通便之功效，可治肾虚足弱、喘咳、小便频数、大便燥结。阴虚火旺者忌。

④ 花生仁。花生是含蛋白质和脂肪较高的食物，还含有多种维生素、粗纤维性、叶酸等多种重要物质，世有"长生果"之称。生熟吃皆宜，生吃有抑制胃酸作用。

⑤ 黄（黑）大豆。大豆含较丰富的蛋白质、脂肪、碳水化合物、胡萝卜素等。黄豆能健脾宽中、润燥消水。黑豆能活血利水、祛风解毒，尤以解巴豆毒为最妙。

（5）针灸保健

① 足三里。外膝眼下三寸。"要得一生安，三里常不干。"

② 关元。脐下三寸。"日灸关元三五壮，老当益壮元气旺。"

10. 谈临床中医之培养

对临床中医的培养，是中医继续教育的组成部分，是提高中医医疗技术、解决中医后继乏人的重要方式。中华人民共和国成立以来，在党和国家相关中医政策的关怀下，全国各地先后开办了中医高等和中等院校数十所，培养和造就了能掌握系统理论、中西医知识并备的专门人才，中医后继乏人的状况一定程度上得到了缓解。这些人相对于前人各承家技而言所掌握的知识，全面而系统。但由于中医院校办学历史不长，教学基地和设备均受条件所限，特别是实习基地和教学手段，很难解决理论联系实际的问题。学生在理论上虽然毕了业，却没有真正过好实践关。不少人员是"理论一大篇，实践不钻研"，人称"理论一大套，实践不对号"的"秀才"，因此社会信誉度不高，暂时出现分配难的现象。即使走上工作岗位，不能独立胜任工作者也不乏其人。以三台县中医学校为例，办学十多年来，先后毕业的学生有千余名，诊疗工作开展得好的则屈指可数，迫使不少青年中医衷西参西，甚至改行从事别业。因此，中医后继乏人问题仍严重存在，某些小科传承无人。先生认为，要改变此一现状，除现行行之有效的研究生教育、各种形式的提高进修班外，凡大中专毕业生，皆应大力提倡师承之传统，以期弥补其不足，这也符合多渠道、多形式办学的教育原则，先生特提出如下看法和意见。

（1）师承的迫切性

师承是中医传统的培养模式。就当前来说，该模式具有传承名老中医经验、培养学生"动手"能力的双重意义。名老中医是中医队伍承前启后的关键人物，若不及时采取有效措施，予以抢救，宝贵经验大有失传之忧。师承是学习和掌握临床技能技巧必不可少的一环，纵观历史，战国扁鹊之与长桑君，西汉仓公之与公乘阳庆，东汉仲景之与张伯祖，唐、宋、明、清中医名流，未尝不是多有师承。20世纪60年代南京中医学院之继承班，70年代四川遂宁县之师承制，皆收宏效，可为殷鉴。

（2）师承的可行性

师承是我国医学教育的传统，深为人们所理解和接受。从名老中医人数看，全国尚大约有 5%，四川绵阳、遂宁、广元等市，名老中医人数也不少于 5%，师资少而未绝，此其一也。

中医政策稳定，振兴中医不断发展，中医医疗机构日趋增多和完善，领导和群众尚有"师高弟子强""秀才不能教出医生"的观念，且有不少有志振兴中医之士，师欲传之以荣，徒欲受之以幸，此其二也。近十年来，除本科生外，各地市培养了一批大专和中专生，他们均受过系统理论教育，减少了启蒙一环，且是全民职工，经济生活和时间，只需作政策性规定，便可实行，此其三也。

（3）师承的措施

为了实施师承，必须采取有力措施和有效方法。

① 加强制度建设，建立中医师承制。把师承有关内容用文件规定下来，使之有章可循，为师承起政策保证作用。

② 实行奖惩制度。可由国家有计划地下达继续教育经费，专款专用。卫生行政部门层层建立奖惩和考试验收制度，有奖有惩，严格实施，以保证质量。

③ 推行首长任期目标管理。把师承计划指标固定下来，使人员、经费、时间得以落实，免致半途而废。公开实行开学结业仪式，以形成良好影响，保证任务的顺利完成。

④ 明确师徒责任，订立师承合同。以期教有所据，学有所成，提倡自愿结合，组织认可。

⑤ 教学时间。凡大专生师承须有两年、中专须有三年以上方能把名老中医的宝贵经验、学术特点真正学到手，在一个地区内要定期或不定期举办学术讨论和经验交流，以开阔视野，取长补短，树立典型，大兴良好学风，使师承工作稳步向前发展。

三、常用独特方剂

1. 参归鹿茸丸

组方：西洋参 200 g、当归 50 g、鹿茸 35 g、黄芪 300 g、枸杞 250 g、制首

乌 50 g、补骨脂 60 g、熟地 50 g、桑葚 200 g、丹参 100 g、黑芝麻（炒）100 g。

功效：益气血，补肾肝，益精髓，壮元阳。

主治：病后或老年体弱及早衰证

按语：上量另称另包，除去杂质、沉沙，烘干为末，炼蜜为丸。每丸（药）重 5 g，立冬前开始服用，每次一丸早晚服。白开水送服，有外感忌服。当年有小效，次年有大效。能强壮机体，增进食欲，提高抗寒能力，预防感冒。参归鹿茸丸系先生经验方，有益气血、补肝肾、益精髓、壮元阳、延衰老的作用，并能增加免疫力，使身体健壮，平时少病，病后亦易康复。先生自五十岁开始服用此丸，九十高龄，仍身健无病，口齿完好。

方歌：参归鹿茸补肾肝，芪杞首乌补骨添，地桑丹参黑芝麻，体弱早衰壮阳元。

2. 解肌抗毒活络汤

组方：粉葛根 20 g、连翘 20 g、大青叶 20 g、板蓝根 30 g、青黛（包煎）10 g、当归尾 10 g、赤芍 15 g、红花 10 g、白芍 30 g、甘草 15 g、乳香 10 g、没药 10 g、荆芥 10 g、蝉蜕 15 g。

功效：清热解毒，凉血活血。

主治：带状疱疹后遗痛。

按语：方中葛根解肌，连翘清泻火毒于外；青黛、大青叶、板蓝根清热抗毒于内；归尾、赤芍、红花活血凉血祛瘀；白芍、甘草、乳香、没药缓痉通络止痛；荆芥理血中之风，蝉蜕祛风退疹，二者为引经药，引诸药外达表皮，亦可加强芍药、甘草缓痉痛之力。诸药合用，内服可收解毒止痛之功；外配以无环鸟苷软膏擦敷患部，以加强局部抗毒之效，一般 3～5 日可愈。

方歌：解肌抗毒活络汤，葛翘归甘没乳香，赤白二青板蓝根，荆蝉引经疱疹康。

3. 百咳灵

组方：炙麻黄绒 4 g、苦杏仁 10 g、石膏 40 g、炙甘草 6 g、紫菀（蜜）20 g、百部（蜜）20 g、白前 12 g、桔梗 12 g、法半夏 10 g、鱼腥草 30 g、大青叶 30 g。

功效：散寒清热，宣肺平喘。

主治：诸般咳嗽。

按语： 百咳灵，系先生业医 70 余年经验临床总结而成。方由仲景麻杏石甘汤合程国彭之止嗽散加减而成，为临床一证一方而治诸般咳嗽之良方，凡因风寒热湿燥、病毒、过敏而致者，皆可随证加减治之。上量为成人一般用量，以上诸药用无氯水浸渍 30 分钟后，武火煎沸，文火再煎 12 分钟左右，取汁，再入清水，再如法二煎，共得药汁约 1000 mL。分六次，每次 160 mL，一日三次温服，忌辛辣刺激食物。

方歌： 百咳灵中麻杏膏，紫菀百部白前调，甘桔半夏鱼腥草，大青加入诸嗽消。

4. 强肺丸

组方：白术、山药、胆南星、法半夏、黄芪、远志、麦冬、沙参、补骨脂各 3 份，川贝母、大贝母各 1.5 份，为丸。

功效：健脾强肺，祛痰止咳。

主治：慢性支气管炎。

按语： 一日 3 次，每次 5 g，防治老年慢性气管炎。慢支炎是临床的一种常见疾病，多因感冒后咳、喘、痰加重，若治疗不彻底，多发展为肺气肿、肺心病。先生自拟强肺丸，方中黄芪、白术、山药益气健脾强肺，提高人体免疫机能；胆南星、法半夏、远志祛痰止咳；沙参、麦冬、贝母补肺平喘；补骨脂补肾纳气。全方共有健脾、强肺、祛痰止咳、纳气平喘作用，故用治慢支炎多获良效。

方歌： 强肺丸治慢支炎，芪术山药星夏全，沙远二贝补骨脂，丸剂缓攻平咳喘。

5. 二夜白百饮

组方：夜关门 30 g、夜交藤 30 g、白及 15 g、百部 12 g、连翘 12 g、猫爪草 30 g、昆布 15 g、海藻 15 g、川贝母 6 g、小蓟 12 g、夏枯草 30 g。

功效：补益肝肾，消痰散结。

主治：肾结核。

按语： 煎服，两日 1 剂。尿血，加墨旱莲、白茅根、大血藤；仅有红细胞，加大小蓟、连翘用量即可；腰痛，加杜仲、续断；巩固疗效（尿血及红细胞已消失，无明显自觉症状者），加人参、黄芪、怀山药、鸡内金，以补土生金，金旺生水，达到恢复和巩固。

方歌： 二夜白百加连翘，海藻昆布猫爪草。夏枯小蓟川贝母，补益肝肾结核消。

6. 克敏辛防汤

组方：紫草30g、甘草10g、紫荆皮30g、大枣10g、辛夷6g、防风6g、白芷12g、薄荷6g、蝉蜕5g。

功效：疏风止痒，宣通鼻窍。

主治：过敏性鼻炎。

按语： 水煎服，一日1剂，温服，忌海鲜、高蛋白。反复发作，加黄芪、白术；鼻鸣加桂枝、白芍；鼻塞，加细辛、桂枝，温通鼻窍；喷嚏多，加地龙，重用蝉蜕镇嚏；鼻涕量多，加五味子、乌梅敛肺止涕；浓涕中带血，加沙参、白茅根。

方歌： 克敏辛防用紫草，白芷甘草和大枣，薄荷蝉蜕紫荆皮，疏风止痒通鼻窍。

7. 复方降脂汤

组方：由丹参30g、山楂30g、枸杞30g、黄精20g、首乌15g、草决明20g、泽泻15g。

功效：补益肝肾，通瘀化浊。

主治：高脂血症。

按语： 煎服，每两日1剂，煎取汁分6次服，一个月为一疗程，一般1~2个疗程可恢复正常。

方歌： 复方降脂汤丹参，山楂枸杞与黄精，首乌草决并泽泻，固醇血脂可速清。

8. 治肝散

组方：核桃仁、大枣（去核）、黑豆、白矾、谷芽、车前子各500g，苦杏仁18g。

功效：补肾健脾，利水消肿。

主治：肝硬化腹水。

按语：将上药烘干，研末，装瓶备用。每日 2 次，每次 10 g，白开水送服，服至腹水消失。忌辛辣、酒、盐及老母猪肉。10～20 天腹水渐消。30 天为 1 个疗程，查肝功一次，可给予柴甘合剂等保肝药。

方歌：硬化腹水治肝散，核枣谷前杏黑矾，烘干研末白水服，利水消肿脾肾健。

9. 鸡金参七散

组方：西洋参 30 g、三七 60 g、鸡内金 90 g。

功效：补益元气，活瘀生新，消癥化积。

主治：早期肝硬化、肝脾肿大及轻中度腹水。

按语：上药共为末，分 30 包，每日 1 包，每包分 3 次，于早、中、晚白水送服，一月为一疗程。本方并治结核性腹膜炎伴积液、肝癌。一方面补益元气、活血化瘀、消癥化积，治其本；另一方面利水祛湿、行气消胀，治其标，并兼顾他病。肝硬化腹水属中医"鼓胀"范畴，系重症顽疾，其病程长，病势缠绵，治疗难收速放，在临床治疗时要把握好虚实缓急。缓则为本，急则为标，若能遵照"急则治标，缓则治本"和"补泻兼施"的治疗原则，亦能收到较好的效果。本病多兼他疾，开始本虚明显，标实亦急，可采用散剂治本，汤剂治标兼治他病，待标急缓解后单用鸡金参七散益气活血、化瘀消积，坚持服药，有良好的效果。

方歌：鸡金参七补元气，活瘀生新化癥积，肝脾肿大病腹水，散剂治本疗顽疾。

10. 祛瘀通络汤

药物：当归尾、赤芍、桃仁、红花、泽兰、茜草、青皮、香附各 10 g，丹参、鸡血藤各 15 g，海风藤 12 g、牛膝 6 g。

功效：补益肝肾，强筋健骨，活血化瘀。

主治：下肢结节痛。

按语： 结节初起微红赤痛，小便黄，大便秘，舌质红，脉滑数，加生地、牡丹皮、大青叶、金银花以凉血清热；斑块大，色紫黯，舌质淡，脉细弱，加麻黄桂枝以温经通络；结节久不散，加甲珠、海藻、山慈姑以软坚散结；溃而难敛，加党参、炙黄芪、熟地以培补气血；结节如条状加水蛭、王不留行、地龙、忍冬藤以破血逐瘀；踝部浮肿，久久不消者，宜重用炙黄芪、陈皮以行气利水；关节酸痛加威灵仙、秦艽、木瓜以祛风胜湿。

方歌： 祛瘀通络川牛膝，归芎桃红丹青皮，泽兰茜草香二藤，下肢疼痛结初起。

11. 效灵芍甘汤

组方： 丹参、当归、乳香、没药、延胡索、罂粟壳各 15 g，白芍 30 g、甘草 10 g。

功效： 理气活血，消癥止痛。

主治： 诸般痛证。

按语： 如气血凝滞，心腹疼痛，癥瘕积聚，疮疡内痛，若能随证加药，无不应手奏效。头痛加川芎 6 g、细辛 1~3 g；畏风冷加吴茱萸，畏热加夏枯草、牛膝，痛甚加全虫；痹痛：上肢加羌活、姜黄，下肢加独活、牛膝；腰痛加续断、寄生；热痛加（合）四妙勇安汤；寒痛加（合）桂枝加附子汤。

方歌： 效灵芍甘罂粟壳，丹归元胡乳没药，理气活血消癥瘕，随证加减诸痛消。

12. 痛经方

组方： 丹参 30 g、没药 10 g、鱼胶 30 g、鹿角胶 15 g、当归 10 g、川芎 6 g、白芍 30 g、甘草（炙）10 g、小茴香 10 g、甘松 6 g。

功效： 温经散寒，活血止痛。

主治： 痛经。

按语： 煎服（二胶烊化）。上药取井水或去氯水 800 mL，文火封罐煮，取600 mL，分三次温服，每日一剂服至经尽停药。下月经行时再服三至五剂，连服三个月，不再经痛。本方由四物汤、芍药甘草汤、活络效灵丹、鹿角胶丸、鱼胶丸等方化裁加减，结合个人用药心得组合而成。方中丹参、没药破宿生新，通络调经止痛；鱼胶补肾益精、滋养筋脉、散瘀补胞，疗冲任损伤；鹿角胶通督脉、补命门、善补血益精、为子宫虚冷之要药，且胶"有缘合冲任之用"；当归、川芎理气行血，芍药、甘草养营和里，缓急止痛；甘松"理元气、去气郁""善通经活络"，对平滑肌（子宫）有直接抗痉挛作用。小茴香"暖丹田、补命门不足，其功亚于附子，味辛气平，不刚不燥"，《本草汇言》谓茴香"温中散寒，主行诸气、乃少腹小腹至阴之分之要品也"。上药合用，有理气通络，活瘀生新，温阳散寒，固护冲任，调经止痛之功。临床若能随证加减，无一不获良效。

方歌： 痛经汤中归芍芎，丹没小茴共甘松，鱼鹿二胶补胞任，一切痛经此方通。

加减举隅：寒甚，少腹冷痛酌加吴茱萸以散肝寒，桂枝温经通阳，伴阳虚更加附子温补肾阳；热毒甚，身热尿赤，舌红少腹觉热，加金银花、蒲公英、黄柏清热泻火解毒；气虚，少腹空坠加参芪益气补虚；瘀甚，紫块痛剧加苏木、桃仁、延胡索活血行气止痛；郁滞，窜痛嗳气稍舒加柴胡、紫苏梗、台乌解郁行滞；冲任损伤，痛连腰脊加地黄，重用鹿角胶缘合冲任。

13. 回乳方

组方：陈皮、蒲公英各 30 g，甘草 15 g。

功效：理气清热，回乳消胀。

主治：回乳不畅。

按语： 水煎服每日 1～2 剂，2～3 天可见效。本方特点：回乳效捷可靠，不会导致回乳不畅而继发乳痈，且对乳痈初起有治疗效果。也不影响下次产后乳汁分泌。亦可每天用番泻叶 4 g，开水 200～300 mL 浸泡 10 分钟，分 2～3 次口服，连服 3～7 天。此方回乳功效明显，但脾胃素虚，大便溏薄者忌用。或莱菔子 30 g 打碎，水煎分 2 次温服，3 天即退乳。

方歌： 回乳不畅乳痈起，清热消胀当理气，陈皮甘草蒲公英，脾胃素虚法当忌。

14. 苦蛇五味消毒饮

组方：苦参 30 g，蛇床子 15 g，银花 20 g，野菊花 30 g，蒲公英 30 g，紫背天葵、紫花地丁各 20 g，大血藤 30 g，龙胆草 10 g，草决明 20 g，藁本 10 g，车前草 30 g，通草 6 g。

功效：清热解毒，燥湿止痒。

主治：带下病。

按语： 水煎服，每两日 1 剂，一日 3 次，忌辛辣。尿痛加生地或琥珀（冲服）；尿频急加石韦、扁蓄、瞿麦；尿道灼热加黄柏；尿赤红或带下夹血加连翘、小蓟。外用苦蛇外洗方，苦参 60 g、蛇床子 30 g、黄柏 30 g、苍术 30 g、土茯苓 30 g、薏苡仁 5 g，水煎一小时后，用纱布滤取药液，温热熏洗外阴及阴道，一日 2 次，七天为一疗程，连用三个疗程治愈。

方歌： 苦蛇五味消毒饮，血龙决前通藁本，清热解毒止痒痛，湿热带下忌辣辛。

15. 小儿鹅口疮验方

组方：五倍子 36 g、枯矾 24 g、白糖 20 g。

功效：收湿敛疮，化腐生肌。

主治：小儿鹅口疮。

按语： 先将五倍子炒黄，加入白糖片刻，待糖溶尽为度，取出晾干，和枯矾共研细备用。用香油与药粉调成糊状，抹于患处，一日 2～3 次，抹上白膜即脱落。亦可板蓝根 10 g，煎汁，反复涂擦患处，一日 5～6 次，可佐以内服。本病因在口腔舌上生满白屑，状如鹅口，故名鹅口疮，亦称雪口，多患于周岁以内的小儿，初生婴儿更为常见。如能早期治疗，一般预后良好；若白屑蔓延咽喉，阻塞呼吸，亦可导致死亡。

方歌： 小儿鹅口疮验方，五倍炒黄溶白糖，枯矾共研香油调，及早治疗预后良。

16. 小儿遗尿验方

组方：桑螵蛸、茯苓、补骨脂、益智仁各 10 g。

功效：兴阳益肾，固摄下元。

主治：小儿遗尿。

按语： 上药纳入猪膀胱内，放瓦上焙干研末，每服 10 g，每日 2 次，吞服。

亦可鸡睾丸（焙）、净硫黄等分，研末每服 3 g，每日 2 次，盐汤下。或生硫黄末 15 g、鲜大葱根 7 个，先将捣烂，合硫黄末拌匀。于晚上睡前把药敷于脐部，油纸覆盖，纱布固定，明晨取下，次日晚继用一次。另可将鸡肠子晾干后在瓦片上或烘箱内烘干，研成细粉状，每次 3 g，用黄酒冲服，每日 2 次，连用 1～2 周即愈。此外，蜂房有兴阳益肾、固摄下元之功，对遗尿之证颇具效益，蜂房炙存性、研细末，每服 3～5 g，用温开水或黄酒送下，每日两次，连服 1～2 周。

方歌：小儿稚阳易遗尿，温摄下元桑螵蛸，茯苓补骨益智仁，猪脬研末有奇效。

17. 通胆大柴胡汤

组方：柴胡 18 g、枳实 10 g、大黄 10 g（便调同煎，便秘后下）、三七 10 g（为末分三次冲服）、郁金 10 g、黄芩 12 g、白芍 20 g、炙甘草 10 g、金钱草 30 g、鸡内金 20 g（细末分三次冲服）。

功效：清热化瘀，疏肝通胆，磨积消坚，清胆涤石。

主治：急慢性胆囊炎，肝胆结石，急慢性胰腺炎。

按语：上 10 味八物先煎，三煎去滓，再合煎至 450 mL，纳三七、鸡内金粉沸，适寒温三次饭前分服。方中柴胡名方而量重，为少阳胆引经药，亦肝胆之主药。《医学起源》谓："柴胡，少阳厥阴引经药也。"《医学衷中参西录》云："柴胡，少阳厥阴之主药，肝气不疏，以此行之，胆火炽盛者，以此散之。"胆附于肝，借肝之疏泄胆汁而生理功能始得其常，用以肝胆同治，旨在入胆以清其热，引诸药直入胆腑。柴胡配伍黄芩、大黄：柴胡引黄芩、大黄直入病所，清泻胆腑瘀热而通胆腑（六腑以通为顺）。黄芩泻实火，除湿热。《医学衷中参西录》谓："黄芩……善入肝胆清热，……治肝胆病。"《中药大辞典》载："黄芩有抗炎作用，有较广的抗菌谱，对多种杆菌球菌有抑制作用。"大黄泻热毒，破积滞，行瘀血。《医学衷中参西录》谓："大黄味苦，气香，性凉，能入血分。破一切瘀血；气香入气分，少用亦能调气郁作痛；解疮疡热毒，尤有特效。"《普济方·千金散》载："治大人小儿脾癖（胁下痞块，时痛时止），胆、胰部位，在于胁下，且少阳之脉布胁肋，故三药有清热活瘀，为通调胆腑气血之主药。"①急性期，热毒内盛，高热舌红，加金银花、大血藤、石膏、知母。②呕吐恶心，胃失和降，加生姜、半夏、竹茹。③痛甚，加乳香、没药、延胡索；术后，加重三七量，每次 1.5 g，日 2～3 次，连服五天。④湿热偏盛，苔腻，巩膜黄染加茵陈、栀子，少加茅苍术 3～5 g。⑤胁下痞块明显，加丹参、牡蛎。体虚日久加红参。

方歌： 通胆大柴去姜半，三金三七和炙甘，肝胆胰腺急慢病，清热化瘀消积坚。

18. 骨质增生丸

组方： 熟地 30 斤、肉苁蓉 20 斤、鹿衔草 20 斤、骨碎补 20 斤、淫羊藿 20 斤、鸡血藤 20 斤、莱菔子 10 斤。

功效： 补肾健骨。

主治： 骨质增生。

按语： 上药除熟地、肉苁蓉为末外，余药浓煎成浸膏后，熟地、肉苁蓉、蜂蜜（炼）3 斤，合为丸，每丸重 6 g，每服 2 丸，日 2～3 次，白开水下，一个月为一疗程。肉苁蓉、莱菔子均有润燥滑肠作用，服后若腹泻或胃有不适感，可加淮山，或莱菔子易豆蔻或易草豆蔻。亦可用汤剂，熟地 45 g、鹿衔草 30 g、肉苁蓉 15 g、骨碎补 30 g、鸡血藤 30 g、淫羊藿 15 g、莱菔子 6～10 g、煎 3 次，共取药液 450 mL，每次 150 mL，一日 2～3 次。

方歌： 骨质增生痛难忍，丸剂缓补在滋肾，熟地苁蓉鹿衔草，补骨莱菔鸡血藤。

19. 黄芪羊藿消肿汤治疗肾性水肿

组方： 黄芪 20 g、淫羊藿 20 g、防己 12 g、茯苓 20 g、黑大豆 50 g。

功效： 益气温阳，利水消肿。

主治： 下肢浮肿。

按语： 煎服，2 日 1 剂，并嘱少进咸食。本方主治老年性气阳两虚，不明原因下肢浮肿，诸药无效者。黄芪，甘微温，生用益气固表，利水消肿，治自汗盗汗血痹浮肿。炙用补中益气，治一切气衰血虚之证。淫羊藿，辛、甘温，补肾壮阳，有振奋亢阳"兴奋性机能"，坚筋骨、益气、强志之功，温阳而不燥。二药合用，既能益气温阳利水消肿，又能增强抗力，提高免疫功能。配黄芪、防己、茯苓，加强利水消肿之功。黑大豆，性味甘平，有活血利水，祛风解毒之功，治水肿风毒脚气。

方歌： 黄芪羊藿消肿汤，防己茯苓黑豆镶，益气温阳利水湿，下肢浮肿服之康。

20. 克敏消疹散

药物：紫草30 g、紫荆皮30 g、苦参30 g、蛇床子10 g、赤芍15 g、牡丹皮15 g、蜂房18 g、蝉蜕12 g、白蒺藜30 g、白鲜皮30 g、地肤子30 g、甘草10 g、大枣10 g（中满者去大枣）。

功用：清热燥湿，祛风止痒。

主治：过敏性痒疹。

按语： 本方可以治疗诸般过敏性痒疹。过敏性瘾疹、药疹、接触性皮炎、漆疮、湿疹等，疗效均佳。兼阴虚色赤舌红加生地、玄参凉血滋阴；兼感外风见微恶风寒加荆芥，发表祛风理血；兼发斑加连翘、青黛，凉营消斑；兼湿热甚而苔黄腻加苍术、黄柏，除湿清热。

方歌： 克敏消疹紫草荆，牡丹赤芍蛇苦参，蒺藜蜂蝉藓皮枣，地肤甘草治痒疹。

21. 白驳风蜜丸

组方：白蒺藜500 g、桑葚500 g、益母草500 g、制首乌2500 g、桑白皮1500 g、墨旱莲250 g、生地250 g、玄参250 g、补骨脂250 g、黄芪150 g、红花50 g、丹参50 g、当归50 g、防风50 g。

功效：益气滋肾，养血活血，通络祛风。

主治：白癜风。

按语： 上药共碾末，别为蜜丸，每丸重9 g。日服三次，成人每次一丸。另可以用改容液治疗白癜风，由补骨脂300 g、菟丝子50 g、红花50 g、乌梅100 g加入酒精1500 mL浸泡七日即可使用。一日三次，用棉签蘸液涂擦患处，连续使用一个月即可见效。本方具有渗透作用，能增强局部血液微循环，使患处组织增加色素。

方歌： 蒺藜首乌益桑葚，桑白旱莲防玄参，地芪红丹归补骨，滋肾气血驳白风。

22. 花斑癣验方

组方： 硫黄 50 g、60 度白酒 200 mL。

功效： 杀虫疗疮。

主治： 花斑癣。

按语： 将硫黄装入白酒中浸渍 4～7 天后启用，用时先洗净汗斑处皮肤，再用棉签蘸药，搽于患处及以外皮肤，每日 1～2 次，一般在夏日进行，3～5 次可愈。先生颈部有大面积汗斑，2004 年 5 月搽了 3 次而愈。硫黄为皮肤科之要药，具有杀虫疗疮之功效。亦可紫皮大蒜数枚，捣泥搽患处，1～3 次可愈。注意不能敷用，免灼伤皮肤。大蒜对真菌也有明显的抑制作用。若两药共用，效力专宏。独头蒜一个，硫黄粉 5 g，共捣成泥状备用，使用时，将药泥在皮损区反复涂搽，以局部发热伴轻度疼痛为宜，每日 1～2 次，7 日为一疗程。一般 1～3 疗程可获痊愈。另外可选生姜适量切片，先用生姜擦患处至皮肤发热，然后取一片姜蘸食盐少许，擦患处至皮肤略呈淡红色，然后抹上一层细盐。每日 3 次，每次擦后用水洗净，用药一周可痊愈。或者苦瓜一个（约 2 两），信石二分，将苦瓜一端用小刀切一小口，将信石粉从口投瓜内，表面用湿草纸包裹两层，以文火煨熟为度。取出后，去草纸，再用纱布包苦瓜，用劲外搽患处。用药前一天，先用皂水洗澡，第二天用药外搽，连续 2～3 次。此药有毒，忌入口，若中毒用绿豆汤解之。

方歌： 硫黄本是火中精，杀虫除癣疗疮疔，高度白酒浸一周，皮科斑疹外用灵。

23. 加味寿胎丸

组方： 菟丝子 20 g、续断 15 g、桑寄生 20 g、阿胶 20 g（烊化）、党参 20 g、黄芪 15 g、怀山药 15 g。

功效： 补肾益气，滋阴养血，固冲安胎。

主治： 滑胎。

按语： 本方长于治疗气虚型滑胎。血虚者，加党参 15 g、当归 10 g、白芍 20 g、甘草 3 g；阴虚内热者，加女贞子 15 g、旱莲草 20 g、知母 10 g、地骨皮 10 g；早孕反应明显者，加苏梗 10 g、砂仁 3 g、竹茹 10 g、陈皮 10 g；脾气虚弱者，加白术 15 g、党参 15 g、怀山药 10 g；阴道出血者，加地榆 15 g、仙鹤草 15 g、旱莲草 15 g；小腹空坠不适，重用党参 30 g、黄芪 15 g，加升麻 10 g、柴胡 6 g；心悸失眠者，加酸枣仁 15 g、柏子仁 15 g、夜交藤 30 g。习惯性流产属中医妇科"滑胎"范畴。堕胎及小产连续发生 3 次及 3 次以上者谓"滑胎"。《叶氏女科证治》："有屡孕屡堕者，……名滑胎。"《医宗金鉴·妇科心法要诀》谓："若怀胎三、五、七月无故而胎自堕至下次受孕亦复如是，数数堕胎，则谓之滑胎。"习惯性流产，以肾虚者为多。因肾气的充盛，天癸必至，和于阴阳，冲任相资而为妊娠。而胎元的健固，亦须肾以系胎，气以载胎，血以荫胎。又因肾为先天之本，肾系胞胎，若禀赋素弱，先天不足，肾中之气虚怯或房劳过度，肾精暗耗至肾气耗伤，无力系胎，胎元不固。《女科集略》曰："女子之肾脏系子胎，是母之真气，子之所赖也。"习惯性流产关系肾脾，气血，冲任二脉之损，而以肾气亏损为主要原因。因而临床应用寿胎丸加味治疗，以资补肾健脾，滋精养血，获满意疗效。方中菟丝子，归肝肾经，安胎气，其性平，补而不竣，温而不燥，滋阴不腻；续断，补肝肾益冲任，调气血，固胎元，即补肝肾而安胎；桑寄生，调冲任，固胎元，补肾安胎；阿胶滋补肝肾、止血安胎。在寿胎丸基础上适当加减，更能发挥补肾气、固冲任，调气血、安胎的作用。

方歌：衷中参西寿胎丸，冲任血旺妊自安，更加参芪与山药，大气固摄保两全。

四、《斗寅公遗本汇编》

白公毓魁字斗寅，光中公之家父，幼读儒学，后承家技中医内、外、儿、妇等科，为第三代传人。当世麻疹、天花流行，继从师李永福门下学习儿科，尤以治痘麻之术造诣颇深，业满回居故里，悬壶于农乡，扶危于村落。业医四十余年，名噪一方，人称儿科痘麻医"先生"。1953 年病故，曾留有不少医学遗书珍藏线装本若干册。在整理遗书中发现斗寅公之手抄本《经验丹口》一册，内容丰富，涉及内、外、妇、儿各科单验方数百余条，整理出 119 条。先生临证用《经验丹口》验方众矣，且效如桴鼓，为不致此书亡佚，始将其纂编成册，以留于世，以飨其后。

（一）内科经验丹口43目

1. 惊风丸

组成：全蝎（洗去盐）1两、西防风1两、僵蚕1两、法半夏5钱、胆南星5钱、天麻1两、薄荷3钱、杭白菊1两、升麻1两、荆芥穗3钱、川芎3钱、白芷3钱、甘草5分、粉葛1两、细辛1钱。

制用法：共为细末，水泛为丸，朱辰二砂为衣，如梧子大，每服1～2钱，一日三次，开水送服。

功用：祛风散寒，化痰镇惊。

主治：风寒袭表，恶寒头痛，风痰上扰，头眩惊惕。

注：小儿成人皆可服用。方中用量系原方用量。一两折合今之30 g，一钱折合今之3 g。三钱折10 g，一分折合今之0.3 g，余类推。

2. 通圣丸

组成：麻黄、细辛、白芷、升麻、杭白菊、二活各1两，藿香5钱、藁本1两、苍术5钱、云防风1两、大力5钱、僵蚕、蝉蜕各1两，陈皮、川芎、桔梗各5钱，天麻（炮）、生姜各1两，薄荷1两、紫草4钱、皂荚3钱、郎剑3钱、粉葛1两、甘草3钱。

制用法：共为细末，水泛为丸，如梧子大，朱砂为衣。每服1～2钱，每日3次，温覆取微汗。

功效：发汗解表，祛风散寒止痛。

主治：寒湿伤表，恶寒无汗头身重痛，欲嚏不得，苔厚腻，脉浮紧。

注：通圣丸又名发表丸。

3. 至圣丸

组成：云防风、天麻、僵蚕、白附子（面包煨姜汁水炒后，先煮后煨）、郁金、全蝎、礞石（煅）各1两，南星5钱，半夏1两，青黛1两，广木香3钱，薄荷4钱，甘草3钱，朱砂1两。

制用法：上药共为末，水泛为丸，如梧子大，青黛为衣，每服 1～2 钱，每日 3 次。

功用：疏风祛痰。

主治：风寒咳嗽，又治冷痰冷气，顽痰风痰。

4. 内消丸

组成：苍术、莪术各 1 两，陈皮、木香、枳实（炒）各 5 钱，青皮（去心醋炒）、法半夏（姜汁炒）各 3 钱，姜朴 5 钱，槟榔、山楂肉（去子）各 3 钱，神曲 5 钱，藿香 3 钱，砂仁（炒）5 钱，丁香 2 钱，草果（去壳）1 两，牵牛子（炒）5 钱，炮姜 3 钱，甘草 3 钱。

制用法：共为细末，水泛为丸，朱砂为衣，每服 1～2 钱，饭后服，每日 3 次，忌冷硬食物。

功效：消食化滞，理气消胀止痛。

主治：食滞腹胀，腹满冷痛，呕吐尿闭，不能食。

5. 解毒丸

组成：黄芩 5 钱、连翘 1 两、黄连 3 钱、黄柏 5 钱、炒栀子 1 两、炒牛蒡子 1 两、桔梗 6 钱、防风 5 钱、独活 1 两、茯苓 1 两、柴胡 1 两、山楂肉 5 钱、前胡 1 两、白芷 1 两、荆芥 5 钱、薄荷 4 钱、川芎 3 钱、赤芍 5 钱、花粉 5 钱、甘草 3 钱。

制用法：共为末，水泛为丸，青黛为衣，每服 1～2 钱，忌辛辣。

功效：解毒除湿，清泻三焦热毒。

主治：疮疡初起，红肿热痛，兼恶风寒，舌赤口渴。

6. 助胃丸

组成：草果（去壳）5 钱、猪苓 1 两、炒苍术 1 两、白术 1 两、厚朴 5 钱、茯苓 1 两、泽泻 1 两、官桂 3 钱、广陈皮 5 钱、建曲 5 钱、甘草 3 钱。

制用法：共为末，水泛为丸，如梧子大，每服 1～2 钱，饭后服。

功用：健胃消食，温中化湿。

主治：湿困中阳，湿伤脾胃之脘腹胀痛，不思饮食，苔白滑。

7. 牙痛（风火牙痛）

药用：生石膏、荆芥、防风、牡丹皮、生地、升麻、青皮、甘草，灯芯草、地骨皮为引，水煎服。

分部位的属性及用药：

上4门牙属心火：加黄连、栀子、寸麦冬。

下4门牙属肾火：加黄柏、知母。

上两边痛属胃火：加白芷、川芎。

下两边痛属脾火：加白芍、白术。

上左边痛属胆火：加羌活、龙胆草。

上右边痛属大肠火：加熟大黄、枳壳。

下左边痛属肝火：加柴胡、山栀子。

下右边痛属肺火：加黄芩、桔梗。

用服法：水煎饭前服。如疼痛不止，加生地6钱，细辛1钱，同煎服。

8. 筋骨疼痛酒

药物：木瓜、杜仲、秦艽、伸筋草、红花、楠藤、茯苓各3钱，全当归3钱，川芎3钱，薏苡仁4钱，生地4钱，泽兰4钱，黄精3钱，石菖蒲3钱，狗脊3钱，五加皮3钱，淮牛膝3钱。

制服法：上药装入5斤白酒大口瓶内，再渗入60度白酒约4斤，酒高出药面，浸泡7天，方可服用，每日服1～2次，每次不超过1两，酒量小者，可混合白开水冲服。

功效：舒筋活络、除湿止痛。

主治：周身筋骨疼痛。

9. 治鹤膝风方

药物及用法：生白芥子1两，舂细和火葱共捣匀调酒包肿处。包后患部皮下起水疱，消毒针放水后待结痂后可再包2次至愈。

10. 眼雾不明效方

药物：夜明砂、望月砂、青京子（青菜种子）、柏子仁、枸杞各适量。

用法：共为细末，蒸猪肝、鸡肝、兔肝（可放调料）服，用量随肝之多少而用药，服一月显效。

11. 哽食病

哽食病（食道癌、贲门癌、胃癌）

一方：茴香虫七根，鱼虱子若干，二味研细兑蜜吞服。

二方：野花椒树根若干，切碎洗净，连煎三次，取汁再浓缩成稀羹，再加蜜或葡萄糖合煎成浓汁，每服一至两汤匙，每日2次，7日小效，15日大效。

12. 满身流汗

方歌：汗流满身真奇怪，似热非热像年迈，万载木料煅存性，鱼血犬血服自在。

13. 四季风寒

方歌：四季风寒总一方，苍术防风羌活汤，升麻川芎共白芷，引用葱头与生姜。

14. 咳嗽风寒

方歌：咳嗽原因受风寒，紫苏梗陈皮苏叶鲜，陈茶花椒桑皮用，红糖煎水化痰涎。

15. 鼻血不止

方歌：世人若是流鼻血，独蒜舂来脚心贴，血余烧炭兑水吞，吃下一时血就绝。

16. 咽喉肿痛

方歌：咽喉肿烂心火发，须用槐花与儿茶，牛膝黄连共研末，蜂蜜为丸梨汁下。

17. 单双蛾子

方歌：忽生蛾子在咽喉，痛苦难言且忧愁，偷油婆入锅中焙，研末吹喉乐悠悠。

18. 哽食病方

方歌： 世人若是哽疾生，茴香花虫用七根，皂角树上菌灵芝，焙干为末兑蜜吞。

19. 误吞铜钱

方歌： 误吞铜钱在腹中，韭菜头与鸡血冲，胡豆生嚼同时服，须在门外去出宫。

20. 一切牙痛

方歌： 一切牙痛用白矾，火硝生用煅食盐，三种药须不古怪，擦在牙上即安然。

21. 中风不语

方歌： 中风不语是中痰，姜汁开水兑白矾，吃下一口还阳转，此方留下万古传。

22. 眼雾不明

方歌： 眼雾不明肾家虚，水皂角根猪前蹄，二味用来常炖服，目中瞳子一般齐。

23. 眼肿如桃

方歌： 眼不能开肿如桃，采来山上地胡椒，将其塞入鼻孔内，冷泪流出自然消。

24. 风火虫牙

方歌： 厚味过嗜牙生虫，荜拨全蝎花椒红，和饭为丸噙牙处，一切风火尽消融。

25. 反胃痛方

方歌： 若得反胃用藿香，广香陈皮与干姜，甘草楂肉同煎水，一剂服下自安康。

26. 口臭丹方

方歌： 口中出气臭难当，但取白矾与木香，二味研末搽牙上，开口言笑人喜洋。

27. 补智灵心

方歌： 儒生苦读少记心，菖蒲远志可通神，煎汤泡酒随时服，自然读书赛过人。

28. 男女发痧

方歌： 发痧原来起肝心，皆因生冷自伤身，乳香没药黄荆米，白矾冲烂和酒吞。

29. 久咳不止

方歌： 年年咳嗽不住停，埋怨医生药不灵，款冬花研蜜汤服，二三日内自安宁。

30. 头目眩晕

方歌： 眩晕多为老年人，药用二两白茯苓，磁石放在猪心内，炖吃又加朱砂辰。

31. 咽喉暗哑

方歌： 咽喉暗哑不能言，甘草桔梗各三钱，乌梅乌药同煎服，服下一时得安痊。

32. 膀胱气方

方歌： 膀胱气用酒升麻，砂仁肉桂胡芦巴，川楝子小茴胡椒入，广香磨酒兑吃它。

33. 脚生石瘿

方歌： 脚生石瘿下力人，铁板烧红放地坪，草鞋尿泡穿脚上，踏在铁板蒸最灵。

34. 脚转筋方

方歌：忽然一旦脚转筋，两脚踏紧最可怜，姜苏灵仙葱白引，煎水洗脚效如神。

35. 吐血神方

方歌：吐血痨本是内伤，鸡蛋一个把孔框，蚯蚓六条放蛋内，冰片三分煨吃良。

36. 水肿病方

方歌：水肿病宜医得早，水杨柳根盐水炒，山萝卜根炖肉吃，此方名为见肿消。

37. 气食肿病

方歌：气食肿病肚腹胀，茵陈青矾木香当，黑豆一碗铜锅炒，药水煮豆服为上。

38. 夜出盗汗

方歌：夜出盗汗醒才晓，黄芪泡参奶浆草，乌鱼去甲烹炖服，盗汗即刻就收了。

39. 有食摆子

方歌：有食摆子天天干，野蒸苗加鱼鳅串，豇豆米加上药煎，发作前吃能截断。

40. 无食摆子

方歌：无食摆子久不止，狗毛烧灰加葱子，冲烂兑入米汤吃，药到不过是如此。

41. 迎风流泪

方歌：迎风流泪听我说，腊月去寻桑树叶，采摘树上未落者，煎水洗眼泪止憩。

42. 吹喉咙方

组成：青黛、硼砂、豆根、冰片、麝香、黄连、万年青、山慈姑、胡黄连、人中白（煅）各适量。

制用法：共为细末，瓶装备用，吹喉。

功效：清热解毒。

主治：咽喉肿痛，吞咽困难。

43. 走马牙疳（牙龈溃烂，化脓性牙周炎）

组成：（1）青黛3钱，文蛤炒黑打碎5钱，上片，共为末吹或搽患处，每日2～3次。

（2）芦荟、明雄、枯矾为末，先用淡盐水洗净患处后搽之。

（3）大枣1枚去核，用雄黄放入枣内，瓦上焙碎研极细，吹在牙疳患处。有良效。

（二）妇儿科方 28 目

1. 健脾丸

组成：莲米5钱、草果（去壳）3钱、莪术（醋炒）3钱、党参3钱、胡黄连1钱、白术（土炒）1.5钱、茯苓1.5钱、陈皮1钱、半夏1钱、炒酸枣仁1钱、当归（酒炒）2钱、炒川芎1钱、白芍（酒炒）1.5钱、炒怀山药2钱、神曲1钱、木香5分、槟榔1钱、黄芪（蜜）1钱、炙草1钱。

制用法：共为末，水泛为丸，如梧子大，朱砂为衣，每服1钱，开水送服。忌冷食。

功效：健脾胃，补气血。

主治：小儿久病，气虚血虚，脾胃之气亦虚，精神倦怠，面黄肌瘦，肚腹膨胀，饮食不进，时热盗汗，舌淡，苔薄白。

2. 养胃丸

组成：苍术1两、白术1两、厚朴（姜汁炒）1两、陈皮5钱、猪苓1两、泽泻1两、茯苓1两、官桂2钱、肉蔻（煨）2钱、赤芍（酒炒）1两、藿香3钱、甘草 3 钱。

制用法：为末，水泛为丸，如梧子大，朱砂为衣，每服 1 钱。

功效：健脾养胃，利湿止泻。

主治：小儿脾虚胃弱，腹胀吐泻，食少面黄，尿黄赤，肢不温。

3. 顺气散

组成：广香 2 钱，青皮、陈皮各 3 钱，丁香 1 钱，广火梗 2 钱，莪术 2 钱，乳香、没药（炒尽烟）各 3 钱，官桂 2 钱，吴茱萸、茴香各 2 钱，山奈 2 钱，檀香 2 钱，荔枝核 3 钱，橘核 3 钱，肉桂 3 钱，良姜 2 钱，延胡索 3 钱，藿香 3 钱，砂仁 3 钱，姜黄 3 钱，槟榔 2 钱，甘松 2 钱，甘草 2 钱，白芍 2 钱。

制用法：共为散，瓶装备用，每服 1 钱，成人可服 2 钱，温开水服。

功效：散寒消积，理气止痛。

主治：治男妇小儿一切气痛发痧等症。

4. 小儿至圣丸

组成：天麻（炮）5 钱、僵蚕 5 钱、天南星 1 两、法半夏 5 钱，皂荚（炮）3 钱、细辛 2 钱、云防风 5 钱、桔梗 5 钱、蝉蜕 4 钱、羌活 2 钱、石菖蒲 2 钱、甘草 2 钱、薄荷 2 钱。

制用法：共为末，水泛为丸，朱砂为衣，每服 5 分至 1 钱。

功效：祛风散寒，化痰开窍。

主治：小儿一切咳嗽风痰，睡卧露睛，喜惊啼。

5. 小儿惊风丸

组成：天麻、僵蚕各 5 钱，天南星 1 两，半夏 5 钱，细辛 3 钱，羌活 3 钱，皂荚（炮）3 钱，礞石（煅）5 钱，枳实、桔梗各 5 钱，白前 3 钱，郁金、防风各 5 钱，二郎剑 3 钱，蝉蜕 4 钱，薄荷 3 钱，陈皮 5 钱，全蝎 5 钱，石菖蒲 5 钱，甘草 2 钱。

制用法：共为细末，水泛为丸，朱砂为衣，每服 0.5 ~ 1 钱，日 3 次。

功效：祛风镇惊，开关利窍。

主治：小儿一切惊风潮热、昏迷不省人事等症。

6. 八宝惊风丸

组成：黄麻灰 2 两，桂枝 1 两，荆芥、防风、白芷各 5 钱，白芍 3 钱，羌活 5 钱，蝉蜕、砂仁、半夏、天南星、山楂肉、麦冬、茯苓各 5 钱，藿香 1 两，苦杏仁、蒌仁（炒）、僵蚕各 5 钱，全蝎 10 个，川芎、升麻各 5 钱，粉葛 3 钱，细辛 2 钱，皂荚、薄荷、陈皮、天麻、白前各 5 钱，枳实、桔梗各 1 两，礞石 8 钱，炮姜 1 两，甘草 3 钱。

制用法：共为细末，水泛为丸，如梧子大，每服 0.5 ~ 1 钱，日 3 次。

功效：发汗解表，祛痰镇惊。

主治：一切风寒感冒，咳嗽痰稀，口不渴。成人亦可用。

7. 八宝红灵丹

组成：麝香 5 分、冰片 5 分、牛黄 3 分、珍珠 3 钱、玛瑙 2 钱、琥珀 2 钱、珊瑚 1 钱、朱砂 3 钱、辰砂 3 钱、银珠 4 钱、竹黄 5 钱、细辛 1 钱。

制服法：共为细末，瓷瓶装贮，密封备用，每服 0.3 ~ 0.5 分，日 2 ~ 3 次，白开水送服。

功效：涤痰开窍。

主治：一切小儿风痰窍闭。

8. 红灵丹

组成：皂荚（炒）1 钱、细辛 1 钱、二郎剑 2 钱、僵蚕 2 钱、礞石（煅）4 钱、石菖蒲 1 钱、薄荷 1 钱、法半夏 1 钱、银珠 1 钱、朱砂 1 钱、辰砂 3 钱、冰片 5 分。

制服法：共为细末，瓶装备用，每服 1 ~ 3 分，日 2 次。

功效：散寒开闭。

主治：男女老幼，寒痰内闭，昏迷不醒。

9. 冰硼散

组成：青黛 5 分、硼砂 1 钱、黄柏 1 钱、黄连 1 钱、豆根 1 钱、马勃 1 钱、山慈姑 3 钱、儿茶 1 钱、麝香 3 分、冰片 5 分、人中白 2 钱。

制用法：共为细末，瓶装备用，用竹管撮药末喷入口内或涂于口舌处。

功效：清热解毒。

主治：治小儿口舌生疮。

10. 乳疮

乳疮，乳腺炎初起或化脓。

药用：蛇泡草（蛇莓）一把，切碎冲烂，皮色未变者酒调，包敷；皮色淡红，且掀肿，调蜜包敷，一日一换，至消散。若已溃化脓，可将净蛇莓晒干为末，加冰片研匀撒之有效。

11. 小儿肚脐突起

小儿肚脐突起（脐疝）。

药用：制附子、白胡椒适量，共为末，用熟饭和药粉调匀做成大于脐的饭药饼，趁热贴于脐上，用绷带包扎，一日一换，3 至 5 次，可愈。注意：治疗期，勿让小儿过量啼哭。

12. 妇女经行疼痛

妇女经行疼痛，小便如刀割者，此血门不开也。

药用：牛膝 2 两、麝香 2 分、乳香 5 钱，先煎他药，后入麝香，空腹服，一服或三服愈。

13. 小儿急惊

方歌：小儿急惊不安然，朱砂南星各二钱，灯芯姜汤饮送下，药到病除自安然。

14. 小儿咳嗽

方歌：小儿气喘吼又咳，防风麻黄荆芥叶，苦杏仁三钱绿豆粉，每服一钱减退咳。

15. 小儿腹痛

方歌：小儿腹痛用官桂，广香磨水胡椒碎，姜汤红糖煎水服，服下一时病渐退。

16. 小儿脱肛

方歌： 小儿脱肛父母忧，气笋烧灰冰片油，搽时先用艾水洗，补中重用升麻收。

17. 痘毒疮方

方歌： 小儿痘毒后生疮，卷树根皮是仙方，青酒杠加文蛤末，此方留下万代光。

18. 小儿阴肿

方歌： 小儿阴肿不要焦，蚌壳烧灰有功劳，桐油调和搽肿处，三五几次自然消。

19. 妇人无子

方歌： 无故妇人不孕胎，益母红花月月开，荷叶木槿鸡冠蕊，酒服天仙送子来。

20. 胞衣不下

方歌： 胞衣不下大人难，蓖麻冲烂贴涌泉，男左女右包脚底，胞衣下地即安然。

21. 小儿吐泻

方歌： 小儿吐泻有何难，滑石榴皮藿香安，煎水一杯甜酒引，即时服下得安然。

22. 妇人血崩

方歌： 血崩之症用阿胶，血余草霜侧柏梢，陈艾老棕同酒炖，经水复常病即消。

23. 妇人经闭

方歌： 妇人经闭用三君，莪术红花当归身，此方名为无价宝，甜酒煎服效如神。

24. 妇人白带

方歌：妇人白带属阴分，香附白芷同时进，再加硫黄炒热后，甜酒煎服有效应。

25. 妇人阴疮

方歌：妇人阴阜发阴疮，蛇床五味白矾当，花椒葱白同煎煮，每日多次洗无殃。

26. 小儿蛔虫

方歌：小儿蛔虫多为患，头发烧灰炒油饭，使君炒熟送饭吃，打出虫来千百万。

27. 小儿遗尿

方歌：小儿遗尿有奇方，墨鱼益智尿脬装，黑豆盐炒常炖服，以免夜晚尿湿床。

28. 小儿蟠气

方歌：小儿蟠气吐连天，延胡索小茴丁香添，藿香砂仁雷丸入，乳香陈皮姜引安。

（三）外科丹口 48 目

1. 龙骨牡蛎丹

组成：龙骨 30 g、牡蛎 30 g、石膏 30 g、硼砂 15 g、浮石 15 g、枯矾 10 g、轻粉 3 g、玄明粉 10 g、朱砂 3 g、银珠 3 g、冰片 2 g。

制用法：共为细末，瓶装备用，先创面消毒，再撒药粉，万灵膏固定。

功用：化腐生肌。

主治：诸脓疮。

2. 元粉丹

组成：玄明粉 10 g、轻粉 3 g、枯矾 6 g、石膏 20 g、银珠 3 g、冰片 2 g。

制用法：共研极细，瓶装备用。流水者干粉撒之，干痒者，清油调搽。

功效主治：收水止痒，治干、湿性痒疹。

3. 万宝生肌丹

组成：石脂、龙骨、牡蛎、血竭、儿茶、硼砂、玄明粉、轻粉、铅丹、石膏、枯矾、炉甘石、银珠、冰片。

制用法：共为细末，均匀干撒于疮口，万灵膏固定。

功效：化腐生肌。

主治：一切疮疡溃烂者。

4. 三仙丹

组成：水银1两、火硝1两、白矾1两。

制用法：将上药细末，先放入锅底内，用细瓷碗盖上，碗周用食盐，棉泥紧扎碗口周围，后盖细泥沙扎紧，以免泄气。用桑柴（文武火）烤锅底2~3小时（约三炷香久）为度。待锅碗冷定后去净泥沙，揭开瓷碗，碗底上沾满黄或红或褐色一层细粉，将细粉铲下加朱砂、冰片、麝香共研细装入瓷瓶内，封固入土内3~5日，退火后启用。锅底之留物名"丹脚子"，一般无用，也可用于搽冷性疮，或掺或均匀撒布。

功效：化脓生肌。

主治：治一切穿孔疮疡，久不生肌者。

注：又名红升丹。

5. 四圣丹

组成：玄明粉、轻粉、朱砂、石脂、麝香、冰片，共为末，瓶装备用。

主治：溃疡久不敛口。

6. 五虎丹

组成：火硝3钱、白矾3钱、水银6钱，三味下锅溶化后起锅后加轻粉、朱砂各1钱，共研极细，装瓶备用。

主治：溃疡创面周边色暗，渗出稀脓，久不生肌。

7. 六灵丹

组成：火硝 3 钱、白矾 3 钱、水银 5 钱，下锅溶解后起锅加老珠 3 钱、轻粉 1 钱，冰片 1 钱共研细，瓶装备用。

主治：溃疡创面周边色暗，渗出稀脓，久不生肌。

8. 七星丹

组成：水银 3 钱、火硝 3 钱、白矾 3 钱，三味入锅内溶解后起锅再加冰片 3 钱，老珠 2 钱、朱砂 3 钱、轻粉 3 钱，共研极细，瓶装备用。

主治：治疮紫色不敛口者。

9. 八仙丹

组成：火硝 3 钱、水银 3 钱、白矾 3 钱，三味入锅内溶后起锅，再入老珠 3 钱，朱砂 2 钱、冰片 2 钱、轻粉 2 钱，麝香 1 分，共为细末，瓶装备用。

主治：治疗疮紫色不敛口，渗液腥臭者。

10. 九龙丹

组成：水银 3 钱、白矾 3 钱、火硝 2 钱，三味入锅内溶后起锅，再入冰片 3 钱、雄黄 3 钱、银珠 3 钱、轻粉 3 钱、红娘 3 个、朱砂 3 钱，共为细末，瓶装备用。

主治：治疗疮紫色不敛口，且疮周恶痒者。

11. 提脓丹

组成：黄丹 3 钱、硼砂 3 钱、冰片 6 分，共为末撒布疮面或捻子裹药掺入疮内。

作用：能提脓惺脓。

12. 白降丹

组成：朱砂 2 钱、雄黄 2 钱、硼砂 5 钱、皂矾 2 钱、水银 1 两、白矾 1 两、火硝 1 两、食盐 1 两。共为末装入砂罐底部上衬物，将罐倒置于瓷盘上，埋入土中，露出罐底，再用桑柴木堆烧罐底约 1 小时，熄火冷却后取出罐盘，盘上沾白色粉末，刮下，即为"白降丹"，瓶装备用。

功能：化腐。

13. 神效万灵膏

组成：当归 3 钱，川芎 3 钱，赤芍 3 钱，防风、羌活、独活各 2 钱，连翘、山栀了、黄连各 3 钱，大黄 2 钱，玄参 3 钱，皂荚 3 钱，枯梗、白蔹、白及各 3 钱，五倍子 3 钱，官桂 2 钱，花粉 4 钱，大戟 2 钱，山慈姑 3 钱，苦杏仁 3 钱，白芷 3 钱，巴豆 2 钱，炮山甲 1 钱，木鳖 2 钱，蓖麻 4 钱，血余 4 两，麻油 2 斤 4 两。

制法：将诸药入麻油中浸 5 日，入锅内用文火（放杨柳枝 30 根）熬至柳枝色焦为度，稍冷用麻布或纱布滤去渣再将油熬成滴水成珠，倾入盆内，再入蓖麻油 2 斤、铅丹 1 斤、松香 2 两、黄蜡 2 两、香油 2 斤，再入锅内加文火熬至烟尽去火，冷却后再放乳香、没药、血蝎、儿茶、阿魏、百草露各 3 钱，麝香 3 分，轻粉 3 钱，共为末入膏内，搅匀，装瓶封固，埋土内 3 ~ 4 日，退去火毒，取出后，随意推膏（如嫩了加玄明粉）贴疮。

主治：可贴诸疮肿毒，疔疮发背，一切痈疽疮毒。

14. 熬黑膏药

组成：羌活 1 钱，白芷 1 钱，秦艽、荆芥、薄荷各 2 钱，赤芍、连翘、栀子、金银花、槟榔各 1 钱，大黄、黄芩、黄柏各 2 钱，法半夏、桔梗、花粉各 1 钱，牡丹皮 2 钱，蝉蜕、蛇蜕、当归各 1 钱，川芎、红花、紫草各 1 钱，生地 2 钱，麻油 1 斤，铅丹 1 两。

熬法：除铅丹（细末）外，将诸药入铁锅内文火熬至生地已碎后，滤去药渣，待油冷至 40 ℃，再下铅丹末，边下边搅动，以免铅丹下锅后沸出，温度过高，沸腾锅外，膏药过老，摊膏不开，过嫩可加温，至油膏色黑，冷却贮存。可摊成大小不等的膏药，贴各种疮毒。

15. 熬白膏药

组成：白芷 1 两、花粉 1 两、滑石 2 两，共为末，香油 1 斤，玄明粉 8 两。

熬法：先熬油待油烟尽无水气，再下药粉，搅匀熄火起锅，备用。膏药色白，名白膏药，摊成大小不等膏药，外治疮疡。

16. 金玉膏

组成：秦艽 1 两、白芷 6 钱、紫草 2 钱、甘草 1 两、血余 1 团、轻粉末 3 钱、血蝎末 4 钱、白蜡粉 2 两、人中白末 6 钱、猪板油 4 两、麻油 12 两。

熬法：先将猪板油熬出油去渣，再入麻油，将 1 组药同熬（加生地如拇指大一块），熬至生地碎，滤去渣，再生小火入 2 组药末和白蜡溶化，把药末搅拌均匀，熄火贮存备用，同时摊膏外贴。

主治：溃烂诸疮，有生新肉敛疮口之效。

17. 风湿膏

组成：川乌、草乌各 5 钱，白芷 1 两，细辛、麻黄、桂枝、炮山甲、花椒、胡椒各 1 两，泽兰、刺五加皮各 2 两，牛膝 1 两，皂荚 2 两，猴骨 1 两，辣椒 3 两，老生姜 4 两，松香 4 两，火葱 4 两，红花 5 钱，竹根七或三七 2 两，槐树枝 2 尺（断），柳树条 2 尺（断），桑树条 2 尺（断），桃树枝条 2 尺（断），血余、当归、天南星、木通、三棱、莪术各 1 两，桐油 5 斤，麻油 1 斤，铅丹 5 两。

熬法：同黑膏药。

主治：治风湿麻木，筋骨疼痛。

用法：先将膏药摊成所需大小的膏药，后将胡椒、辣椒、干姜、雄黄，共为细末之粉撒在风湿膏上，然后贴于患部痛处。

18. 金疮铁扇散

组成：象皮切薄片焙黄色勿令焦黑 5 钱、生龙骨 5 钱、陈石灰（要数十年或款百年者方可用）1 两、寸柏香（即松香中之黑色者）1 两、松香 1 两与寸柏香共溶化，搅匀入冷水中取出晾干、飞矾（白矾入锅内熬透便是）1 两。

制用法：上药共研极细瓶装备用。凡遇刀箭及他物破伤，取药末涂于伤处，两三日内即能收口生肌，神效无比。若药涂伤口后血流不止者，即用扇子扇之立止。盖血得寒则凝而不流矣。如伤处周围肿者，煎黄连水，用翎毛施黄连水涂肿处立消，此方系乾隆年间流传百年，用者无不获效。

19. 跌打损伤回生散

组成：炮附子 12 两、白芷 3 两、天麻 3 两、防风 3 两、生南星 2 两、羌活 3 两。

制法：上药共为散，瓶装备用。

主治用法：凡跌打损伤，将此药末涂于伤处，再用黄酒送服药末 1～2 钱。如伤处青肿，用黄酒调药末敷之，数日收功。

20. 蟾酥丸

组成：①雄黄 1 斤、佗僧 2 两、寒水石 4 两、硼砂 2 两，龙骨、牡蛎各 3 两，冰片 2 钱，麝香 1 分，共为细末备用。②蜗牛 4 两春烂用清水少许淘去渣，待用。③捉蟾蜍数只，掠取眉上蟾酥。取法：将蟾蜍头眉洗净，左手持蟾蜍露出头眉，右手拇指紧捏蟾眉，其浆外溢射至玻板上，化入蜗牛水内，待用。④小麦面、绿豆粉适量，与前 1、2、3 组药调匀加石膏末、石脂各 1 两，做成丸，如荔枝核大，阴干贮存备用。

主治：一切疮疡肿毒，磨醋外搽。

21. 蟾酥锭

组成：蟾酥（酒化）2 钱、铜绿 1 钱、雄黄 2 钱，乳香 2 钱、没药 2 钱、轻粉 1 钱、川贝母 2 钱、明矾 1 钱、枯矾 1 钱、蜗牛 20 个、朱砂 2 钱、寒水石 1 钱、麝香 2 分。

制法：共细大曲酒和为丸，如绿豆大，阴干瓶装备用。

用法：外用，为末调凉开水敷患处。内服，成人每服 2 钱，白开水送服。并令盖被，使之汗出为佳。

主治：治诸疔疮，一切恶疮初起，外用化腐消坚，解毒。内服：祛毒发汗。

22. 内外痔疮

方歌：世人患痔治宜早，药名就叫苍耳子草，用水煎来随时洗，此方留下无人晓。

23. 虱子跳蚤

方歌：水银老珠各钱半，红枣三个共冲烂，布包常带在身旁，虱子跳蚤一齐散。

24. 疯犬咬伤

方歌：世人若被疯犬伤，毛桐子根是仙方，糯米一杯同煨服，管叫吃了永无殃。

25. 羊毛疔方

方歌：羊毛疔症痛非常，赤葛水姜藿梗强，老君髯炖鸡公尾，煎酒服下自安康。

26. 肠风下血

方歌：肠风下血跑茅房，血灌满肠痛难当，韭菜苦荞把头用，猪大肠炖百草霜。

27. 鱼口便毒

方歌：鱼口便毒不一般，土苓煎水银花添，另用酒曲冲热饭，包在疮上即时安。

28. 解菌子毒

方歌：菌子毒气不非常，地下黄泥调成浆，澄清每人吃一碗，解毒此方乃良方。

29. 癞子仙方

方歌：可怜癞子最腥臭，有个妙方即能救，花生叶与梧桐花，豆渣桐油搽无谬。

30. 狐臭丹方

方歌：唯有狐臭方最灵，热糍粑合密陀僧，时常放在两腋下，一切臭气供不闻。

31. 疔疮丹方

方歌：疔疮初起黑根形，银花煎水当茶吞，外用胡椒调蜜敷，包在疮上即安宁。

32. 跌打伤骨

方歌：跌打伤骨要硼砂，当归栀子与苎麻，苎麻头用烧酒炒，面粉胡椒同包它。

33. 九子烂羊

方歌：九子烂羊颈下串，一枝蒿与一支箭，地黄瓜与老君髭，冲来包上永无患。

34. 刀砍斧伤

方歌：刀砍斧伤不须焦，青杠林内黄荆条，三七夏枯同冰片，为末干撒患必疗。

35. 疳疮脓泡

方歌：疳疮脓泡是皮火，白芷枯矾椒目可，同研三个好斑蝥，桐油调搽最为妥。

36. 蛇头疗方

方歌：蛇头疗毒痛心头，鸡蛋一个打孔留，铜绿胆矾雄黄粉，装入蛋内笼指头。

37. 冻包妙方

方歌：脚生冻疮路难行，开冰裂坼痛肝心，甘草甘遂煎水洗，猪蹄壳灰撒如神。

38. 对口疮方

方歌：疮生颈后脑窝间，我有奇方不费钱，抱蛋母鸡鸡窝屎，捡来搽上妙难言。

39. 汗斑妙方

方歌：汗斑发生在一身，硫黄明雄密陀僧，轻粉蛇床子共研，和醋调搽可断根。

40. 担肩疮方

方歌：体力劳者担肩方，马蹄壳烧灰最良，青油调搽肩疮上，数次可愈永无殃。

41. 漆疮妙方

方歌： 土漆原是漆树浆，遇漆过敏痒得慌，螃蟹韭菜煎酒吃，此方神仙传妙方。

42. 臁疮妙方

方歌： 臁疮生在胫骨边，龟壳轻粉与黄丹，牛马蹄甲烧灰撒，麻油调搽自然安。

43. 烫火伤方

方歌： 烫火烧伤不用慌，石灰澄清液调油良，五加根皮研细末，麻油调搽第一方。

44. 脚叉烂痒

方歌： 脚叉烂痒用滑石，石膏枯矾鹅掌皮，久年屋上烂茅草，烧灰存性撒即愈。

45. 疝气丹方

方歌： 疝气膀胱肾子痛，香附一两桃仁共，再用算盘根一两，鸡蛋煨服急救痛。

46. 麻风疮方

方歌： 周身痒是麻风疮，用红浮萍煎成汤，先将一碗兑酒吃，后用萍水洗身旁。

47. 肾囊风方

方歌： 肾囊风痒确难当，搓来搓去好心慌，钓鱼竿草调麻油，搽上此药水无殃。

48. 灌耳心方

方歌： 小儿耳心年年灌，丹方用了千和万，虾米螺蛳研枯矾，调油滴耳好缠算。

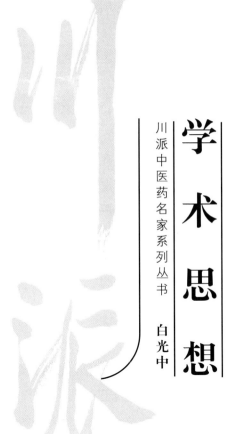

川派中医药名家系列丛书

学术思想

白光中

传承伤寒，敷畅经典。衷中参西，巧析根源。

方证相合，审因加减。成药新用，法随病迁。

六府七门，通幽洞玄。渗湿疏热，消疹祛癣。

调经安冲，温散宫寒。小儿娇嫩，以运为健。

标本分论，清透五官。虫毒食疗，护正顾全。

调服禁忌，规矩方圆。修身宜心，养生颐年。

——吴宁川

先生博览群书，深研解难，因机证治，始终有序。其学术思想遵古而不悖古，在传承经典的同时又匠心独运。

每一个医家的学术思想都不是无源之水、无本之木，其产生都有独特的条件和思想渊源。先生历经民国时期、新中国时期、改革开放时期，其学术思想，正是受当时特定时代思潮的引导，在继承历代医家学术成就的基础上，结合自身实践而产生的。对先生学术思想寻踪觅源、抽丝剥茧后发现，先生幼年诵习四书五经，青年当保民校校长，壮年任医院院长，中年培养杏林人才，老年著书立传，一生深耕临床，中国传统哲学思想也潜滋暗长、如影随形，深刻地融入了其医道之中，尤其是《大学》《中庸》《论语》《孟子》四书对先生影响最大。现从四书举要以阐发先生学术思想。

一、顺受其正

孟子曰："莫非命也，顺受其正。是故知命者，不立乎岩墙之下。尽其道而死者，正命也。桎梏死者，非正命也。"

顺天理正道而行，便是受承正命。桎梏束缚不通，则违背自然规律。故先生在临床治疗上，务以通顺为要。

如先生结合"顺受其正"的思想对《伤寒论》230条"上焦得通，津液得下，胃气因和"三方面有所感悟，总结了小柴胡汤的功效：

"上焦得通"是言小柴胡汤，有通上焦之功，凡上焦不通所致诸疾皆可与小柴胡汤治之。上焦者，以脏腑言，属心与肺。以体表部位而言，卫表、胸膈、胁、咽喉、头目皆属上焦。《伤寒论》264条之"咽干目眩"，98条之"寒来往热，胸胁苦满，心烦"，378 条之"发热"，101 条之"身热恶风，颈项强"，393 条之"更发热"，233 条之"胁下鞭满"等证均可属上焦范畴，故仲景均以通行三焦气机小柴胡汤治之。并阐明凡病在上焦经服小柴胡汤的愈后反应是："身戢然汗出而解""必蒸蒸而振，却复发热汗出而解"（233、103 条）。可谓小柴胡汤能通调上焦。

"津液得下"其义有二。一是针对 233 条"不大便"而言，因上焦不通，津液则不能正常下濡大肠而致不大便。再者，津液得下，含津液不下之意，即下焦不通之谓。下焦，包括肝肾、女子胞、膀胱、大小肠等某些病变反应。如《伤寒论》233 条之"不大便"，98 条之"小便不利"，150、149 条"续得寒热""发作有时"之热入血室证等均可属下焦。

"胃气因和"，有胃气不和之谓。胃气包括中焦脾胃、肝胃、胆胃、肠胃之气。它脏有疾，一旦及胃，皆能导致胃气不和而为病。如《伤寒论》264 条胆气犯胃上溢而"口苦"；98 条肝逆侮脾，脾胃不和而致"腹痛"；"默默不欲饮食、喜呕"等肝胃、胆胃、脾胃不和之证。小柴胡汤尤以治胃气不和之"不欲食"颇有良效。

历代医家对该条多以文释义，却无专论小柴胡汤之功效。柯琴将小柴胡汤高度概括为"为少阳枢机之剂，和解表里之总方"。后世医家无不宗此，对小柴胡汤之用，几乎仅限于和解少阳。但先生言："仲景《伤寒论》文精义奥，理法方药兼赅，所载 112 方，大多非一病一证而设，若能细读精研，验证临床，确可收继承发扬之效。"通过研习经典，临床验证，结合"顺受其正"的理念，将小柴胡汤之功效总结为通上焦、达下焦、和中焦，具有通调三焦之功，从而拓宽了小柴胡汤的临床证治范围。

先生谨按《内经》"小大不利治其标"的原则，并根据"传化物而不藏，故满而不能实"，将"顺受其正"理论拓展至六腑和七冲门。大凡腑道不通或开门不利，如胆腑不通，胆液不能正常疏泄，溢于皮肤而发黄；异物阻塞胆腑，则发为右胁痛引肩背；膀胱或三焦不通，则发为尿少尿闭或水溢于肌肤而为肿；胃肠不通，导致腹胀满痛；喉痹不通，则发为呼吸吞咽困难等，皆从"顺受其正"论治。

先生也强调，从"六腑以通为用"论治，是为一大原则，但必须辨明寒热虚实，方不致误。如胃肠壅阻不通，可因饮食、虫积或外伤内伤等导致；如素阳不足、阴寒内盛之人，发病则为寒结；若素体阴虚、阳热内盛之人，发病则为热结。其治法也宗仲景《伤寒论》之旨，如热实结于胃肠者，以苦寒通下法之三承气治之；寒实结胸、无热证者，以辛温通下法之三物白散治之。

先生治一农民，四十余岁，食玉米饼、凉稀粥快咽之，腹痛暴作。他医以大承气汤倍芒硝辅以热熨连下三日，未得大便，病情愈重。诊时，观其面色黧黑，倚被半坐，闭目呻吟，时时躁烦，口渴欲热饮，但饮入即吐，腹胀如瓮，疼痛拒按，四肢不温，已三日不大便，亦无矢气，水浆未入，舌苔尖黄，中根焦黑而粗，脉沉实。

先生判断此病，既无明显热象，况前医用苦寒通下，三剂无效而反剧，绝非热结，乃寒结也。乃书三物白散与服。服后约时许，患者腹中雷鸣而得快利，泻出大量恶臭宿食而痛胀止，再进少量稠粥，当晚患者安睡，后以甘淡实脾之法调治半月而康复。

先生认为，三物白散虽治"寒实结胸"之方，但寒实结于胸与寒实结于胃肠之病因病机相同，可取"异病同治"之意。方中巴豆霜直通胃肠，散阴寒之凝聚；桔梗升提，使上窍得通，下窍得泻；贝母解郁开结，诸药合用，共凑驱阴散寒、导实散结之功，遂能一剂而愈。

又先生治李姓某男，8岁，3年前左耳中痛流脓水，多次治疗罔效，听力减弱。诊时视其脓液稀白，稍有腥臭；查耳后压之微痛；无恶寒头痛，不呕不渴，舌淡苔薄，二便正常，左耳听力减弱，余无异常。

先生分析，手足少阳之脉，皆"从耳后，入耳中，出走耳前"。耳亦为少阳之上窍，若恣食肥甘，胆汁疏泄失常，壅阻胆腑，郁而化热，循经上炎，迫伤空窍，致经隧不通而成。热伤则耳中肿痛而为"风耳"，热甚内腐成脓内溃而为"耳脓"，久则脓水积聚成块而为"耳聍"。故拟少阳经腑并治之法，用加味大柴胡汤以直清经腑之热，可使邪解络通而愈。方以小柴胡汤清泄少阳经脉之风热，加枳实、大黄通泄胆腑之郁热。六腑以通为顺，胆为六腑之一，故大黄为不可少之要药，用此既和瘀达胃，亦导热下行。枳实既可增强胆汁排泄，又能导滞行气、疏通胆道。全方共为经腑并治，为釜底抽薪之法，体现先生"顺受其正"的思想。

先生对于外科疮疡疹癣，自辟蹊径，以"顺受其正"思想指导，从"肺脾湿停热郁"立论。盖脾合肌肉，肺合皮毛。肺气通天，易感寒热；脾属土气，生湿之源。湿热郁于腠理分肉之间，则发疮疡疹癣。从治法而论，热郁于肺，则清疏于外；湿停于脾，则渗涸于中。临床随证偏盛偏衰、偏表偏里、偏气偏卫而治之。

先生治一龙姓某男，63 岁，散在胸及前臂皮肤成批发出大小不等水疱，继后水疱连成大疱呈卵壳半大的成片水疱，疱壁透明而薄，容易破裂，破后创面湿润而红，渗出少量黄水液，很快干结而愈，不留疤痕，一周后原处又再发，反复如此两年。西医诊断为类天疱疮，嘱长期服用激素。诊时，望之面如满月，背肉厚如肿，皮质稍硬，颜面散在水疱，手腕部尤甚而密，时有低度潮热，胸满闷，尿短少，舌质红，苔白厚腻，脉浮细而软。

天疱疮是临床一种很难医治的皮肤病，西医认为该病多属自身免疫性疾病，对该病的治疗，主要靠激素及免疫抑制剂内服。但由于激素的依赖性及其副作用，疗效不甚满意。

先生根据"顺受其正"思想，分析患者湿郁气分，出表不得，入里困脾。其时间虽长，因长期输液，服用激素，未见明显化燥伤阴证，乃湿停热郁之证。治宜宣清湿热，使湿热之邪从表里分解，处方：麻黄 5 g、连翘 30 g、赤小豆 30 g、竹叶 15 g、薏苡仁 40 g、滑石 20 g、藿香 15 g、豆蔻 10 g、梓白皮 20 g、茯苓 20 g、通草 8 g，并嘱逐减激素药用量。上方乃麻黄连翘赤小豆汤合薏苡竹叶汤加减而成。以麻黄连翘赤小豆汤解表散热，以薏苡竹叶汤淡渗利湿，二方合用，共凑渗湿疏热之功。患者服用上药一月，病情大好，已停两周激素药，水疱未再复发。

对于某些"绝症"，先生也贯彻"顺受其正"的思想，"尽其道而死者，正命也"，反能向死而生。

如先生治唐姓某女，54 岁，贲门癌术后复发转移，胃痛烧心，脘胀彻背痛，每隔两日吐酸水及涎水数碗，食不下，大便数日一行而结，不渴，苔白。

先生以益气润燥、镇逆消痞、养营止痛为法，处方：法半夏 30 g（先煎 1 小时）、党参 20 g、赭石 30 g、黄连 8 g、丹参 30 g、桃仁 8 g、乳没各 10 g、赤白芍各 20 g、当归 10 g、半枝莲 30 g、鸡矢藤 30 g、蜣螂 3 个、九香虫 10 g、白蜜（每次一匙冲服），患者服药一月，已"不吐不痛。能吃饮食，精神逐渐好转，能下地做轻活"，间断又服两月而愈。后经随访，诉表情，肤色，精神已近常人，多年未发。

上方系由《金匮》治胃反之大半夏汤，《衷中参西录》治隔食之参赭培气汤和治心酸疼痛、症瘕积聚之活络效灵丹三方再加抗癌药而成。方中半夏、人参、白蜜，降逆补虚，润燥通便，使大便燥结解而下窍通上窍宣；半夏量至30g者，和胃降逆，呕吐可平，强制胃反；人参配赭石，能纳气归原，降冲杜贲门之塞；桃仁、当归、丹参、二芍、乳没，活血养血，祛瘀消癥；合鸡矢藤消食导滞，以增强止痛作用；入黄连以消胃中积热而制酸；更合半枝莲、蛇舌草、九香虫、蜣螂，清热解毒，壮元阳，疏肝郁，治癌肿，助诸药以抑制癌细胞的扩散与转移。

癌症复发并转移而无死者，原无先例，先生治愈此例，岂为巧遇？张锡纯氏云："隔食之证，千古难治""此证因胃气虚弱，不能撑悬贲门，下焦冲气又挟痰涎上冲，以杜塞之"。贲门癌之难，在于贲门阻碍隔食，以致后天生化无源。先生故用人参以壮胃气，气壮自能撑悬贲门，使之宽展，赭石以降冲气，冲降自挟痰涎下行，不虑杜塞。借以治贲门癌术后复发之呕吐不能入食。

更有蜣螂一味，民间俗称"推车客""推屎爬"。每年四至八月始出，余时多入土而藏，常夜出觅食，昼日潜藏，喜栖息于猪、牛及人粪堆中掘穴藏居，吸食动物尸体及粪尿等。先生取类比象，取蜣螂喜掘粪穴居以通其幽，以破瘀开结。贲门既开，腑道通利，浆粥入胃，故虚者活。此乃先生"顺受其正"之功也。倘若桎梏壅补，立于危墙，则非正命，必死无疑。

一言蔽之，先生在临床上，遵循"顺受其正"的思想，果断主攻，巧妙配合，犹如歼敌，兵贵神速。其通顺之法，对临床疑难杂症，有种种奇效。

二、举直错枉

樊迟退，见子夏，曰："乡也，吾见于夫子而问知，子曰：'举直错诸枉，能使枉者直'，何谓也？"子夏曰："富哉言乎！舜有天下，选于众，举皋陶，不仁者远矣。汤有天下，选于众，举伊尹，不仁者远矣。"

治国之法，非用暴力手段斩杀奸贼于朝堂，而是以仁人君子当政，那些不仁小人也就自然远离了。医乃仁术，先生仁人之心，治病祛邪亦非纯用刚剂攻伐，对于妇人、小儿或体虚不耐之人，即扶正以祛邪。

先生概括妇科病理变化为肝肾任冲失调，其痛者总因胞络阻滞而致。若治痛经只执胞络阻滞，一味活血通络，反伤正气，则络脉愈发壅塞。故先生以"举直错枉"之意，温补肝肾冲任，兼调气血，则络自通而痛自止。

先生运用此理念，自创痛经汤，作为临床痛经之通用方。方药组成：丹参

30 g、没药 10 g、鱼胶 30 g、鹿角胶 15 g、当归 10 g、川芎 6 g、白芍 30 g、甘草（炙）10 g，小茴香 10 g，甘松 6 g，煎服（二胶烊消尽用）。上药取井水或去氯水 800 mL，文火封罐煮，取 600 mL，分三次温服，每日一剂，服至经尽停药。下月经行时再服三至五剂，连服三月，不再经痛。

临证加减：寒甚，少腹冷痛酌加吴茱萸以散肝寒，桂枝温经通阳，伴阳虚，加附子温补肾阳。热毒甚，身热尿赤，舌红少腹觉热，加金银花、蒲公英、黄柏清热泻火解毒。气虚，少腹空坠加参芪益气补虚。瘀甚，紫块痛剧加苏木、桃仁、玄胡活血行气止痛。郁滞，窜痛嗳气稍加柴胡、紫苏梗、乌药解郁行滞。冲任损伤，痛连腰脊加地黄，重用鹿胶缘合冲任。先生强调，用药虽非大辛大热，但总以温补为主，而少用苦寒直折之品，以避免寒凝任冲，阻遏胞宫。

先生治苏姓某女，月经疼痛连续已三月，行经时伴少腹坠胀。诊时，经行一日，刺痛坠胀，量多色黯黑夹块，少腹有冷感伴腰脊酸痛，舌淡有瘀点，脉虚涩。先生投"痛经汤"加黄芪，嘱连服三剂，经尽停服。并令原方经行期续服三月。第四月果真经期、色质皆复正常，腹脊亦不复痛。后续随访，言未再复作。

先生分析：本方由四物汤、芍药甘草汤、活络效灵丹、鹿角胶丸、鱼胶丸等方化裁加减，结合个人用药心得组合而成。方中丹参、没药破宿生新，通络调经止痛；鱼胶补肾益精、滋养筋脉、散瘀补胞，疗冲任损伤；鹿胶通督脉、补命门、善补血益精、为子宫虚冷之要药，且胶"有缘合冲任之用"；当归、川芎理气行血；芍药、甘草养营和里，缓急止痛；甘松理元气、去气郁，善通经活络，对平滑肌（子宫）有直接抗痉挛作用；小茴香"暖丹田、补命门不足，其功亚于附子，味辛气平，不刚不燥"，《本草汇言》谓其"温中散寒，主行诸气、乃少腹小腹至阴之分之要品也"。上药合用，有理气通络，活瘀生新，温阳散寒，固护冲任，调经止痛之功。

先生特拟方歌曰：痛经汤中归芍芎，丹没小茴共甘松，鱼胶鹿胶补胞任，一切痛经此方通。

先生认为小儿脏腑娇嫩，抗御能力较差，受邪后，容易影响到五脏，其中尤以肾脾二脏为著。但小儿脏腑娇嫩，不耐攻伐。当以"举直错枉"之法，在治疗上宜以补代攻。如小儿脾常不足，运化不强，易于被乳食所伤。脾胃为后天之本，生化之源，若因食滞邪客，则脾胃功能受损。因此，治疗脾胃之疾，应重健运而恶克削：一般轻证，先当健脾和胃；标实之证，则应消补兼施。

先生治李姓某男，5岁，患儿初因感冒发烧头痛，医用解热镇痛及静滴抗生素，并用麻杏石甘汤治疗，药后烧退头痛症除。现食少时呕，呕物多为未消化食物，兼现便溏，夜尿增多。诊见面色苍白，精神疲软，四肢不温，询其呕物，不酸不臭。舌质偏淡，苔白稍厚，指纹淡滞，脉象沉迟。

先生诊断为呕吐，拟丁萸理中汤加减，丁香3g、吴茱萸3g、干姜5g、白术8g、太子参10g、炙甘草5g、陈皮8g、法半夏5g、橘络5g、九香虫5g。书以3剂，水煎服，二日一剂，日服3次。

按常规之法，胃中积滞，气逆呕吐，本当攻下克削，以通为用。但先生认为此例患儿初因感冒发烧，既用抗生素苦寒，又用石膏辛寒，寒之又寒，伤及脾胃，致胃气上逆，故食入后呕，呕物不臭。故以温中散寒、益脾安胃为治法，以补代消，以运为健，使小儿脾胃功能恢复，食积转散，则呕吐自止。

总而言之，举直为因，错枉为果。先生补正是手段，祛邪方是目的，补即是攻。《内经》云："正气存内，邪不可干。"正气充足，即如满堂君子，小人自无容身之地，邪气自然退散。

三、执柯伐柯

子曰："道不远人，人之为道而远人，不可以为道。"《诗》云："伐柯伐柯，其则不远。"执柯以伐柯，睨而视之，犹以为远。故君子以人治人，改而止。

道不远人，君子因人而异，当根据不同情况采取不同的办法进行治疗。随着社会的进步发展，临床上出现了一些难以用传统中医理论解释的疾病。尤其是由现代理化因素导致的病证，让传统中医找不到辨证的切入点，无从下手。《伤寒论》云："病皆与方相应者，乃服之。"先生认为，辨证论治取决于两个方面：辨的是证，开的是方。辨证必求于本，要探析病证的本因，即审证求因；处方开药虽千变万化，亦不得离其本因，即审因论治。只有探明了方与证之间共同的"因"，方证相合，才能取得满意疗效。所以，一旦破获了证与方之间的因，对于所谓的临床疑难病证，即可用相应的方，进行加减变化来治疗。

如先生治一链霉素导致耳聋患者。刘某，男，25岁，农民。患者曾因患肺结核连续注射链霉素3月，致使听力减弱，渐至耳无所闻。因而停药。诊时已无潮热、咳嗽等见证，仅头眩，耳不闻，余无不适。面色黄而少华，舌苔薄白，脉象弦细。

耳聋按临床一般治法，多以虚证属肾，实证归肝。但链霉素中毒何解，却闻所未闻。先生处方：柴胡20 g，黄芩、半夏、生姜、大枣各10 g，红人参、炙甘草、菖蒲、吕宋果各6 g。2剂后，患者听力好转，继服4剂，听力恢复。

先生思索，耳虽肾之上窍，但与少阳关系密切，手足少阳之脉，皆出入于耳中，因药毒而耳聋者，乃因少阳气闭而致，可与小柴胡汤加减治疗；加菖蒲以开窍；吕宋果能解毒，强壮身体，疗眩晕，增强治耳聋、解链霉素毒性之力，故数剂获愈。

伐柯如何？匪斧不克。方药是医生的工具，是治病的媒介。只要探明了方药与病证之间的本因，依循中医治病的基本原则，方证相合，也能老药新用，异病同治。

如先生治一陈姓某男，53岁，呃逆反复发作三月。西医诊断为膈肌痉挛。前医多以苦降药物投治而呃仍不除。诊时，呃逆连声，呃声欠朗，面色青白，痛苦表情，衣着偏厚，精神疲惫，食少不渴。查：苔白滑满布，脉沉细而迟。先生辨证属阳虚里寒、肝急胃逆。治以温阳胜寒、缓肝抑逆之芍药甘草附子汤：白芍30 g，甘草15 g，附子10 g，以水400 mL，煮取240 mL，分三次温服，一日一剂。患者三剂服尽而呃逆平止。

芍药甘草汤系仲景《伤寒论》方。29条云："……若厥愈足温者，更作芍药甘草汤与之，其脚即伸。"甘草以生阳明之津，芍药以和太阴之液，此乃仲景治营阴内虚，不能濡养筋脉而致脚挛急之典范方。先生参照医家借用、变用之法，并根据自身临床经验，扩大了芍药甘草汤的主治范围，认为该方突出的治疗作用是缓挛急、止疼痛。

上案中，患者呃逆，先生投芍药甘草汤，以缓其膈肌痉挛；兼见阳虚里寒，复加附子以温阳胜寒，乃是把握了呃逆和芍药甘草汤的本因，方证相合，故能立竿见影。

先生认为，芍药甘草汤，凡挛、急、掣痛者皆可与借用之，兼见气血阴阳寒热虚实证者，可随证加减而变用之。此所谓从仲景之法也。

君子以人治人，改而止。虫类药力峻猛，多为以毒攻毒之用，不堪多服久服，一般体虚血弱者慎用。先生对于虫类药物的使用，即在取类比象的基础上，融入了药食同源理论，使虫类药物的服用能和日常饮食一起进行，既充分发挥了虫药的功效，又相对减轻了虫药的毒性，顾护了患者的正气，尤其适合体虚慢性的患者使用。

先生治朱姓某男，身体瘦弱，病患瘰疬近十年。诊时颈部肿大，转侧不适，两侧结块十余枚，大小不等，结块粘连，推之不移。遂嘱取活蝼蛄一只（置凉开水中洗净），鲜鸡蛋一个。先将鸡蛋捣一小孔，然后将蝼蛄置于蛋内，用纸封固（让蝼蛄在蛋内活动），置蛋于炭灰火（微小火）中，待蛋烧熟后取出，去壳吃蛋，以淡盐汤或白汤或夏枯草汤或海带煎汤送服均可。每日一次，疗程不拘，以服至脓尽核消，痊愈为止。经连续七十天治疗，获效满意。后续随访，无结块复生，病告痊愈。

先生取类比象认为，蝼蛄生长在干水田之中，时时窜来窜去；鸡蛋圆滚状如核块。两者相合，一性一状，恰与瘰疬"累累如串珠"相似。且蝼蛄本有利水湿、胜寒毒、消积块之功用。蝼蛄食疗法，取材于民间，具有效著、法简、方便、经济、取材易等优点，故治瘰疬能屡获良效。

"伐柯伐柯，其则不远。"先生曾表示，"药有个性之特长，方有合群之妙用"是中医中药的一大法宝。中成药是历代医家通过临床实践、筛选的中药成方经过加工而便于临床治疗的一种剂型，只要熟悉成方中药物的组成、功效和主治，通过方与方、药与药之间的配伍关系，选出有效的成药联用，既可以用主方治疗主病，又可以治疗一些相关的疾病，往往可以收到呼谷传响的效果。如先生治张姓男某直肠癌手术化疗后，先予八珍汤合桂枝汤加黄芪。药尽后患者面转红润，自汗已止，唯腹痛仍有时发。先生断定此因手术瘢痕压迫，气血不畅所致，停汤药内服，单用云南白药 0.5 g，温开水送服，每日一次，每月服 10 天，坚持 3 年。患者果遵医嘱，随访 4 年腹痛未再发，检查癌性指标、血色素、肝肾功均正常。

先生揭示其中奥秘：云南白药止血、止痛之功，世人皆知。所不知者，方中重楼解毒消肿、散结止痛；麝香辛温香散、活血散结、高效止痛；三七甘温止血、化瘀止痛，诸药合用有活血化瘀、止血定痛、解毒散肿作用。它不仅用于各种外伤出血疼痛，还可用于心绞痛、胃痛、癌痛等诸多疼痛病症。本例癌症术后瘢痕痛，坚持服用云南白药，不但腹痛未发，同时还控制了癌的复发和转移，说明云南白药还有解毒抗癌，消散积块作用，这值得临床医生大胆探索运用。

如此可见，只要符合自然规律，斧柄与斧头相和便能伐树。同理，只要掌握病证与方药之间的关系，方证相合，即可同病异治、异病同治、老药新用、新药广用。

四、正心修身

古之欲明明德于天下者，先治其国；欲治其国者，先齐其家；欲齐其家者，先修其身；欲修其身者，先正其心。

先生十分注重修养身心，九十高龄之时，仍身健无病，口齿完好，往事仍记忆犹新，终享天年 93 岁。

先生认为，养生之道的重要性，在于懂得养生，能效法阴阳变化的道理，按照规律生活、锻炼，就可度百岁而不衰；如果不注意养生，而是以酒为浆，以妄为常，那可能活到 50 岁左右就衰老了。而要有健康的身体素质，要有度百岁而不衰的生命活力，那就必须先正其心。《大学·正心章》云："所谓修身，在正其心者。心有所愤怒，则不得其正；有可恐惧，则不得其正；有所好乐，则不得其正；有所忧患，则不得其正。"说明，若要修身，须先正心。因为身体主脑的是心，如果当用心的时候，有偏于发怒，有偏于害怕，有偏于快乐，有偏于忧愁，那心为其所累，不能正了。心既不正，心的本体哪能正呢？

"心不在焉，视而不见，听而不闻，食而不知其味。"说明心不正，身就不能修了。色声味三者，是最易考察的，如心不正，既不能辨别色、声、味，也不能辨别三者最精细的义理了。欲求修身者，岂可不先求正心耶。

"所谓修身，在正其心。"说明人要修身，必先正心。即欲修其身，先正其心。

先生的养生之道有三。第一，养心之道、养生之道、衣食住行之道宜清心寡欲，做到"四不"，即：不贪，不攀，不卷，不赶。要有"知足常乐"的心态。孔子说："乐以忘忧，不知老之将至。"思想上要安定清静，不贪欲妄想，患得患失。做到与人，与事，与名利无争，安然自得，即《内经》所谓"恬淡虚无"是也。

第二，宜动脑动形，使身躯健旺。孙思邈说："养生之道，常欲小劳。"又说："人欲劳其形，百病不成。"即所谓"静以养心，动以养身，动静结合，万古长青"。俗云："生命在于运动。"又云："常动脑，可防老。"

第三，先生养身之道，具体体现在衣、食、住、行四方面。

（1）衣

宜棉质轻软，宽大方便，适时加减。做到"背腹勿露，头凉足暖"。孙真人《卫生歌》云："春寒莫使棉衣薄，夏日汗出需换着，秋冬衣冷渐加添，莫待疾生才服药。"

（2）食

宜粗淡杂绿。不偏食、过食，不过食肥甘厚味。《内经》云："高粱之变，足生大丁。"应遵循《素问·脏气法时论》之说："以五谷（稻谷菽麦黍）为养，五果（桃李杏粟枣）为助，五畜（牛羊鸡犬豕）为益，五菜（葵藿薤葱韭）为充。"

具体言：一日三餐"晨起一杯水，血栓不形成"。俗云："早上吃饱，中午吃好，晚上吃少，多食豆类，有益养老。"清代诗人袁枚提倡吃少，说："多寿只缘餐饭少，不饱真是却病方。"南宋大诗人陆游提倡多食粥，其《食粥诗》云："世人个个学长年，不悟长年在目前，我得宛丘平易法，只将食粥致神仙。"孙思邈说："清晨一碗粥，晚餐莫教足。"

（3）住

室宜整洁明静。常云："住不过奢，但得光充气通安静足矣。"睡宜板平枕低，顺时而安。睡时：春夏宜"夜卧早起"，秋宜"早卧早起"，冬宜"早卧晚起"。睡势：宜侧卧，腿腰略弯。力求快睡熟睡，要"先睡心，后睡眼"。《千金方》云："能息心，自瞑目。"

（4）行

宜常步勿常坐。华佗对众弟子曾说："人体欲得劳动，但不当使极耳，动摇则谷气消，血脉流通，譬如户枢终不朽也。"养生宜宗"生命在于运动"之意，即走为百炼之祖，百练不如一走的养生方法。俗云："人老先老腿，多行不致痿。""饭后百步走，活到九十九。""日行五千步，筋骨坚如柱。""日若行程四五里，气血自调病不起。"说明常步行，可以养生。

衣食住行之道为生活之大道。毛泽东曾有云："基本吃素，饭后百步，遇事不怒，劳逸适度。"概括了生活之道。

综上所述，先生将其养生之道总结为：衣不凉足，裳无裹首，谷果杂粮，中饱相随，息心静卧，气足神奕，常步勿常坐，多行不致萎。枸杞子醒脑驻颜，黑芝麻护肝益肾，胡桃仁固精健脑，花生米健脾养胃。

川派

学术传承

川派中医药名家系列丛书　白光中

一、白光中门人弟子简介

1. 白瑞琼

为先生长女，三台五七大学赤脚医生学习毕业，先后在乡村和三台丝厂行医，又跟随父亲随诊十余年。现七十有余仍坚持每天应诊。擅长治疗咳喘等肺系疾病，自拟"万咳宁方"（麻黄、苦杏仁、石膏、炙百部、蜜紫菀、白前胡、桔梗、法半夏、大青叶、鱼腥草）加减，治疗咳喘疾病得心应手。

2. 白瑞兰

二女白瑞兰，先后毕业于绵阳卫校和华西医大护理专业，大专，副主任护师，多次到华西医院进修学习，从事护理及管理工作。曾任三台县人民医院护理部主任和三台县中医骨科医院院长。工作之余随父学习中医，1996 年前往美国参加第三届世界传统医学大会及世界传统医学优秀成果大奖赛，获得了"世界传统医学突出贡献国际优秀成果奖"；1997 年获传统医学博士学位，并撰文《试论阴阳学说在祖国医学中的应用》，收载于《传统医学博士论文集》，后为父整理编纂《浩生医集》和《浩生医集续集》。

3. 白瑞霞

为先生三女，先后毕业于绵阳中医学校和成都中医学院，副主任中医师。长期随父学习中医并从事中医临床，擅长中医外科及皮肤科。

4. 林代富

为先生三女婿，先后毕业于绵阳中医校和成都中医学院，主任中医师，四川省名中医、绵阳市十大名中医，除长期随岳父学习中医外，还多次进修肛肠专业，学习汉语言、医古文、逻辑学、管理学等课程。临床擅长肛肠专业，并获得"全国肛肠名专家"称号，同时在中医内、妇、儿科有丰富的临床经验，发表中医论文数十篇。其中，《自拟加减乌梅方治疗慢性结肠炎》收载于《百家新论》，《少腹逐瘀汤敷脐应用举隅》收载于《王清任研究集成》。参编《中国名医一万家》，任《白光中临证 70 年经验集》副主编。

5. 刘建

为先生学术继承人，毕业于成都中医药大学，教授，从事中医教学、临床、科研近 40 年。获绵阳市政府科技成果三等奖 2 项，四川省"绿叶宝光"杯三等奖 1 项。共发表论文 20 多篇，作为主编、副主编参编教材、中医学著作多部。

6. 姜涛

为先生学术继承人，毕业于成都中医药大学，医学博士，教授，绵阳市优秀教师，四川省第十三批学术技术带头人后备人选，主持及参与省市校各级各类科研项目 30 项，参编教材及著作 8 本，公开发表学术论文 15 篇。

7. 杨清

为先生学术继承人，毕业于成都中医药大学，医学硕士，副教授，绵阳市优秀教师，从事临床、教学、科研工作 13 年，承担省市校级科研项目 20 余项、省市校级教学教改项目 10 项，发表论文 15 篇，参编论著与教材 10 本，申请专利 8 项。

二、学术传承人经验举隅

林代富为先生三女婿，除长期随岳父学习中医外，还多次进修肛肠专业，并获得"全国肛肠名专家"称号。林代富深受先生"顺受其正、以通为用"的学术思想影响，将其运用到肛肠专业的临床实践中，并结合自身临床经验，在继承的基础上有所创新发展，对于虚实夹杂便秘的治疗总结出升清降浊、宣降肺气、以补通塞三种治法，现分叙如下。

（一）升清降浊

人体正常而又非常重要的一个生理功能就是升清降浊。这一功能是由肺的宣降、肝的疏泄、脾胃的升降和肾的温煦共同构成，大便排出只有清气上升、浊气下降，大肠的传导功能才能正常，在此基础上糟粕则能顺利排出。脾胃居中属土，亦为人体之枢纽，脾主升，胃主降，在升清降浊过程中，脾胃起着至关重要的作用，如《素问·经脉别论》谓："饮入于胃，游溢精气，上输于脾，脾气散精，上归于肺"，脾胃为后天之本，气血生化之源，脾胃功能正常，清阳得以上升，气血津液通过肺的散布营养周身。另外，脾胃功能正常，浊阴得以下降，糟粕废物通过二便排出体外，这样升降相因，阴阳平衡，人体生命才得以安和。其他如肺的宣发和肃降、肝的疏泄和调畅情志、肾的温煦和主司二便功能，都能随着脾胃升降功能正常而恢复正常，故便秘与气机郁滞、升降失常、阴阳失衡都有密切关系，临床治疗便秘就不能一味使用通降，应调节脾胃功能，使升降协调，则便秘可自愈。

杨某，男，78 岁，2015 年 3 月 10 日就诊。

主诉：反复大便困难 21 年余。

现病史：20 余年来，患者初始大便多 2～3 天一次，粪质干结，排出困难，服麻仁丸，用时好转，药后如故。渐加剂量方可有效，时间渐长，亦无效果，后改西药，酚酞片及中药番泻叶、生大黄，药后肠鸣腹痛，大便稀溏，停药后仍 2～3 天大便一次，初鞕后溏，排出困难。就诊时自述除大便困难外，伴有脘腹胀满，时欲作呕，食少纳呆，少腹冷痛，小便清长。舌质淡，苔白润，脉弦细。结肠镜检查：升横结肠转弯处呈青蓝色，结肠传输功能检查正常。

诊断：便秘、呃逆

辨证：脾胃虚弱，升降失调

治法：温补脾胃，升清降浊

方药：大半夏汤合吴茱萸汤加减

组成：法半夏 20 g、吴茱萸 5 g、生姜 10 g、茯苓 20 g、生白术 40 g、太子参 20 g、大枣 15 g、肉桂 5 g、肉苁蓉 30 g、佛手 15 g、苦杏仁 15 g。

5 剂，水煎服，每二日一剂，每次 100 mL，每日三次。

复诊：患者服五剂后，排便时间缩短、不似药前费力，余症明显减轻。此药已对症，继原方续服 10 剂，大便每日一次且排出顺畅，一年后因泄泻就诊，询其便秘未发。

按语：便秘一病，虽病因复杂，但终不离大肠传导，如《素问·灵兰秘典论》谓：大肠者，传导之官，变化出焉。大肠的传导正常，主要赖脾胃的升降协调，脾胃位居中焦，主饮食运化，其精微由脾气升清归肺而散布全身，其糟粕则有胃气主降入肠而排出体外。若脾胃功能失常，则影响大肠的传导，从而发生便秘。本案患者因年事已高，胃本虚衰，而且病程又长，加之苦寒败胃，导致脾胃虚弱，后天失养，脾肺肝肾升降失衡，最终影响大肠传导而发生便秘。故治以温补脾肾，升清降浊之法，选用古方大半夏汤合吴茱萸汤加减，此辨之得当，遣药精准，则便秘自愈。大半夏汤和吴茱萸汤为张仲景《金匮要略》方，原方本治中焦虚寒之呕吐呃逆证，经化裁加减用治脾胃虚弱、升降失调之便秘，却取得了良好的效果。方中半夏、吴茱萸、生姜温胃散寒、降逆止呕，茯苓、白术、太子参、大枣健脾益胃、助升清气，肉桂、肉苁蓉温肾气、润大肠，佛手疏肝气、行郁滞，苦杏仁肃降肺气、祛痰润肠，诸药合用共有温补脾肾，升清降浊，兼能润肠作用，使脾气得升，胃气得降，肾复温煦，肝复疏泄，肺复肃降，此升降协调，腑气下降，大肠功能得以正常，故大便能正常排解。

（二）宣降肺气

中医学认为，肺与大肠互为表里，大肠的传导有赖肺气的肃降。若肺失肃降，则大肠之气亦不下降，由此则腑气不通，大肠传导受阻，从而导致便秘发生。《灵枢·经脉篇》云："肺，手太阴之脉，起于中焦，下络大肠，环循胃口，上膈属肺。"这说明肺与大肠构成了脏腑阴阳表里的络属关系。肺主宣发，是大肠得以濡润的基础，肺主肃降，是大肠传导功能的动力，肺藏魄，肛门又称"魄门"，为肺气下通之门户，亦为糟粕排出体外的必经之道，故《难经》有"魄门亦为五脏使，水谷不得久藏"之说。

由上可见，肺与大肠的关系尤为密切，而大肠的出口即为肛门，所以肺气肃降则大便通畅，肺气上逆则大便秘结，故用宣降肺气的方法可治疗便秘，《医经精义》亦有"理大便必须调肺气也"的论述。本法是借助成语"提壶揭盖"的含义，意即满壶水直接倒，倒不出来，把壶盖揭开一条缝则可倒出壶中的水，此所谓通下窍必宣上窍也。

患者王某，女，57岁，2013年10月17日就诊。

主诉：反复大便困难三年，加重伴咳喘1月余。

现病史：患者三年多来，排便间隔时间延长，每周最多可解2次，粪质较干，排出困难，有时自用手抠方能排出，数次就医，服药期间有效，药停仍现便秘，后自购玄麦冲剂、牛黄解毒片、通便茶等药维持。近1月前因感冒咳喘，便秘加重，每2～3天用开塞露后方能排出少许粪便。就诊时自述大便困难，便质不干，便后有肛门坠胀，伴咳嗽气紧，痰多清稀，胸闷腹满，膝软乏力。舌质淡红，苔薄白腻，脉沉细濡。结肠镜检查未见异常，肛门镜检查见直肠下段黏膜松弛。

诊断：便秘、咳喘

辨证：痰气壅肺，肺肾两虚

治法：宣肺化痰、降气平喘，佐以温肾纳气

方药：紫苏子降气汤加减

组成：紫苏子15 g、法半夏15 g、前胡20 g、厚朴10 g、陈皮10 g、生姜10 g、苦杏仁10 g、桔梗10 g、当归15 g、肉桂5 g、胡桃仁20 g、蜜麻黄10 g。

3剂，水煎服，每二日1剂，每次100 mL，每日3次。

二诊：患者三剂药后，大便每二日可解1次，但仍较困难，便后肛门坠胀较原有减轻，清稀痰减少，胸闷腹满减轻。舌质淡、苔薄白、脉沉细。此症虽减，但病已久，肺肾功能未复所致，原方去蜜麻黄、桔梗，以防宣发太过，加沉香5 g纳气入肾，火麻仁30g健脾润肠。五剂，水煎服。

三诊：五剂药后，患者大便虽可每日1次，但量不多，咳痰虽少，但稍动感气紧。此肺脾肾功能尚未恢复所致，为巩固疗效，在二诊方药基础上加南沙参30 g，太子参20 g，生白术40 g，8剂，做成水丸，每日2次，每次10 g。

按语： 肺主宣发又主肃降，二者必须协调统一，人体功能才会正常，若肺气不宣，气道不利则发为咳嗽，肺气不降腑气不通则发为便秘，宣降肺气治疗便秘，是开上窍以通下窍之法，亦为提壶揭盖之意，更为先贤"理大便必须调肺气"之意也。本例患者虽有便秘，但因咳痰清稀，胸闷腹满，伴咳而气喘，膝软乏力而便秘加重，此为痰气壅肺，肺肾两虚所致，故治以宣肺化痰，降气平喘之法，选紫苏子降气汤加减治疗，初用即效，后以益气健脾，温补肺肾而收功，此宣降协调、脾肾亦健，便秘、咳喘病愈，为两全其美也。苏子降气汤出自《太平惠民和剂局方》，原方本为治痰壅气逆证，用此方化裁治疗痰气壅肺，宣降失常所致的便秘、咳喘证,却取得较好疗效。方中蜜麻黄、苦杏仁、桔梗、前胡开宣肺气以止咳,紫苏子、法半夏、陈皮、厚朴降气化痰以平喘,生姜温胃散寒以化饮,此三组药宣肺逐饮祛痰平喘之功甚强,当归养血活血以扶正,又助前药"主咳逆上气"(《神农本草经》),肉桂温肾壮阳,化气行水以绝痰源,胡桃仁温补脾肾助通二便,全方共有宣肺化痰,降气平喘,健脾温肾,养血活血,润肠通便之功。使脾气健,痰饮得化,肾阳复,痰源得绝,肺气和宣降有常,腑气得通,故便秘、咳喘皆能得愈矣。

(三)以补通塞

补,属中医治法中的八法之一,适用于人体气血阴阳不足的虚证,即《素问·至真要大论》中所谓"虚则补之"之法。通,为中药功效中的十种之一,适用于人体气血痰湿壅滞的实证,即《素问·至真要大论》中的"盛则泻之"之法。以补通塞,是用补益为主的药物取得邪实不通的治疗效果。临床所见,有很多便秘患者,不是因实所致,而是因虚致塞,对此类便秘若一味使用通下,反致"越泻越秘",若使用补法则塞而自通。

便秘中的补法,主要是在肺脾肾。肺主气,又主宣发肃降,与大肠相表里。若肺气虚弱,宣降失常,则大肠传导减慢而发生便秘;脾主运化、升清,胃主受纳、降浊,若脾胃虚弱,则升降失调,气血无源,肠失濡润,腑气不通而发生便秘;肾藏精,又藏元阴元阳,主司二便,阳主动,始于温,若肾阳虚弱,失于温煦,则大肠传导无力而发生便秘;若肾阴不足,则津液亏少,不能滋润肠道而发生便秘。因此,老年人多肾虚而最易发生便秘。

患者谌某,女,42 岁,2015 年 11 月 21 日就诊。

主诉:大便困难 7 年,加重伴乏力怕冷半年。

现病史:患者 7 年前开始出现大便干结,每 3 至 4 天大便一次,排出困难,有时便后肛痛,甚或便纸带血,医以酚酞片效果较好,时间一长仍现便秘,后改服中药,虽然有效,但嫌其麻烦又觉味苦,便用成药麻仁软胶囊,初服一粒效果较好,时日渐长加至三粒方可有效。后遇一卖保健品的人说"服大黄粉可通便又可减肥",则坚持服用大黄粉,仍和以前泻药相似,初服效果明显，后渐加量有时还加番泻叶方可有效，这样坚持了一年余，唯一有效的就是体重减了 12 公斤。近半年来不用泻药则一周难解一次大便，且质干硬，很难排出，同时伴腹胀时痛，头晕乏力，食少纳呆，月经量少，经来腹痛，喜热怕冷，腰膝酸软。舌质淡黯，苔薄白腻，脉沉细迟而涩。结肠镜检查肠黏膜变黑，大肠运输功能检查为慢传输。

诊断：便秘

辨证：脾肾阳虚兼气虚血瘀

治法：健脾温肾，益气活血，佐以润肠

方药：自拟温补活血通便汤

组成：干姜 10 g、肉桂 5 g、黄芪 30 g、生白术 50 g、太子参 20 g、淫羊藿 30 g、鹿角片 20 g、当归 15 g、肉苁蓉 30 g、桃仁 10 g、红花 6 g、火麻仁 30 g。

10 剂，水煎服，每二日 1 剂，每日 3 次，每次 100 mL。

二诊：自述大便三日 1 次，初鞭后软，排出稍觉困难，便后轻微肛坠不适，余症明显减轻，继原方续服 10 剂。

三诊：二诊药后大便一日或两日 1 次不等，便呈条形。精神饱满，面色荣润，小腹已温，唯时有口渴。因原服用泻药时间长，又有肠黏膜变黑，原方去干姜、肉桂之大温，加胡桃仁、莪术以增强补肾活血润肠，再 10 剂制成水丸以善后，并嘱其养成定时饮食，定时排便的良好习惯。半年后电话告知大便正常、结肠镜检及传输功能均正常。

按语： 脾主运化，将水谷精微上输于肺，肺朝百脉，营养全身，胃主受纳，腐熟水谷，又主通降，将其残渣传输于肠，再由大肠传导排出体外。由此可见，脾胃与大肠关系密切，只有脾胃功能正常，大肠才能发挥正常传导。大肠的传导又必赖阳气的推动，若过食生冷，或久用苦寒，则必寒凉伤中，或年老体弱，久病不愈，则必殃及脾肾，导致脾肾阳虚，命门火衰，温煦无权，不能生津润肠，则大肠传导不利而发生便秘。另外，脾胃虚弱，气血乏源，气虚推动无力，血虚肠失濡润亦可发生便秘，血虚不能养气易致气虚，气虚不能推动血的运行易致血瘀，这些均可影响大肠传导而发生便秘。本案患者虽然年龄不大，初为肠腑积滞，热灼津亏之便秘，本应中药治疗较好，但因嫌其麻烦而味苦，屡用泻药，苦寒伤中，以致脾胃虚弱，气血化生少源，久病伤肾，温煦无权，推动无力，浊瘀停滞，最终导致大肠黏膜变黑。黑者属肾，肾藏精主骨，腰膝酸软，乏力怕冷为肾虚阳衰所致，血色本红，黑则为瘀，病久伤气，气虚血行无力，舌淡黯，脉沉涩为瘀血阻络所致，瘀阻肠络，浊气滞留，遏久变黑，故辨证为脾肾阳虚，气虚血瘀证，用温补活血通便汤治疗，取得了良好的效果。温补活血通便汤，方中干姜、肉桂、肉苁蓉，散中寒、温肾阳、润大肠，黄芪、白术、太子参，健脾胃、温脾阳、补中气，鹿角片、淫羊藿、当归，补肾阳、益精血、强筋骨，桃仁、红花、火麻仁，通经脉、祛瘀血、调肠道，诸药合用有健脾温中，补肾壮阳、益气活血、润肠通便的作用。使脾阳健、中阳温、肾阳壮、气得补、血得运、肠得润，故脾肾阳虚，气虚血瘀之便秘得愈。

综上所述，便秘病因虽杂，不离肺脾肝肾，临床症状虽异，不离内外两法。然而，实则易治，须中病即止，虚则较难，须缓慢收功，虚实夹杂则更为难治，须辨清病因何为，所属何脏，虚实多少，精准用药，方能收效。林代富根据先生临床经验，结合自身临床所见，总结出升清降浊、宣降肺气、以补通塞三法治疗虚实夹杂便秘，经临床验证疗效较好，这对拓宽治疗思路、发挥中医优势、提高临床效果均有很好的指导作用。

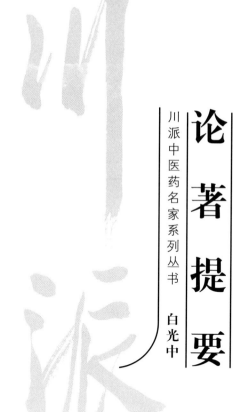

川派中医药名家系列丛书　白光中

论 著 提 要

一、论 文

先生从事医教工作七十余年，精通内、妇、儿、外各科的辨证治疗，在国家、省、市刊物发表论文二十余篇，获奖论文十余篇，现整理总结如下。

1.《加味大柴胡汤治疗急慢性中耳炎》

该文发表于《实用中医药杂志》1985年第2期，获绵阳市优秀论文二等奖。该文有以下特点。

（1）中医辨病，阐释病因

先生教学经验丰富，熟谙中医经方，在临床运用中擅长融会贯通，举一反三，将经方的运用出神入化，屡获奇效。如对于急慢性中耳炎一病，先生认为属中医"耳聍""耳脓""风耳"范围，为临床常见病之一，尤其是幼儿及儿童发病最多。常因急性发作或延误而转为慢性，甚或久治不愈鼓膜穿孔致成耳聋。病机上足少阳胆经和手少阳三焦经皆循耳前耳后入耳中，若因邪郁少阳，壅阻脉络而发为中耳疾病。

（2）方药组成，病机分析

先生选用大柴胡汤加龙胆草、甘草治疗急慢性中耳炎。该方由柴胡、黄芩、法半夏、生姜、枳实、大黄、白芍、龙胆草、甘草九味药物组成。

先生分析本病的病机，认为手足少阳之经络，皆"从耳后，入耳中，出走耳前"。耳亦为少阳之上窍，若恣食肥甘，胆汁疏泄失常，壅阻胆腑，郁而化热，循经上炎，迫伤空窍，致经隧不通而成。热伤则耳中肿痛而为"风耳"，热甚内腐则成脓内溃而为"耳脓"，久则脓水积聚成块而为"耳聍"。故拟少阳经腑并治之法，用加味大柴胡汤以直清经腑之热，祛邪通络而告愈。

（3）药物浅析，用量变化

在方的运用上，以小柴胡汤清泄少阳经之风热，加枳实、大黄通泄胆腑之郁热。六腑以通为顺，胆为六腑之一，故大黄为不可少之要药，用此既和瘀达胃，亦导热下行。枳实既可增强胆汁排泄，又能导滞行气、疏通胆道。白芍、甘草、龙胆草和里直清胆热而解毒，又缓郁热上壅之势而下行。全方共为经腑并治，釜底抽薪之法也。

剂量以 3～6 岁的儿童为例。柴胡、黄芩各 6 g，柴胡量不宜大，主要赖以引药至少阳而疏风。半夏、生姜宜轻各 4 g，若兼呕可加至 6 g。枳实、大黄各 6 g，大黄不应少于 6 g，若见便秘、口干、苔黄者，大黄可增至 12 g。白芍 6 g，舌质红者可改用赤芍 6 g，或赤白芍并用。龙胆草 6 g，若见口苦，耳道肿痛甚者可加至 10 g。甘草 3 g，呕者去之。

（4）临床辨证，分型用药

急性中耳炎：证见寒热往来，口苦，咽干，耳中急痛、耳后压痛，舌红苔薄黄，脉弦数或弦滑，治以上方。头痛加僵蚕、菊花；耳中疼痛异常加乳香、没药；耳道及耳前后肿痛硬结加夏枯草、姜黄、红花；口渴去半夏加花粉；高热加石膏；恶寒加荆芥；内溃流水加重龙胆草用量；流脓加野菊花、白芷。

慢性化脓性中耳炎：内耳流脓经年不愈，脓色或黄或白或稠或稀，或有腥臭，耳中微痛，不红不肿，无明显的全身症状，舌脉无异常变化者，以上方用量的三分之二以清泄余邪，佐甘温补气内托之黄芪 20 g，白芷 12 g。若脓色白稀者，黄芪可用至 30 g，白芷 15 g～20 g；脓色绿臭者加野菊花、黄柏、蒲公英；久久脓水不净加黄芪、白芷、白及；脓色黄稠加天花粉、白芷。

2.《小柴胡汤功效刍议》

该文发表于《陕西中医》1988 年第 6 期，业界反响良好，该文有以下特点。

（1）辨析条文，总结功效

先生认为，仲景《伤寒论》230 条云："阳明病，胁下硬满，不大便而呕，舌上白苔者，可与小柴胡汤。上焦得通，津液得下，胃气因和，身濈然汗出而解。"条文中所云"上焦得通，津液得下，胃气因和"实为小柴胡汤之功效。屡经临床验证，确有通上焦，达下焦，和中焦，通调三焦之功。

① 上焦得通。

指小柴胡汤有通上焦之功，凡上焦不通所致诸疾皆可与小柴胡汤治之。上焦者，以脏腑言，属心与肺。以体表部位而言，卫表、胸膈、胁、咽喉、头目皆属上焦。《伤寒论》264 条之"咽干目眩"，98 条之"往来寒热，胸胁苦满，心烦"，378 条之"发热"，101 条之"身热恶风，颈项强"，393 条之"更发热"，230 条之"胁下硬满"等证均可属上焦范畴，故仲景均以通行三焦气机的小柴胡汤治之，并阐明凡病在上焦经服小柴胡汤的愈后反应是"身濈然汗出而解","必蒸蒸而振，却复发热汗出而解"（230、101 条）。可谓小柴胡汤能通调上焦。先生常以此方治疗肺卫、心神等某些疾患，均获良效。

② 津液得下。

"津液得下"其义有二：一是针对 230 条"不大便"而言，因上焦不通，津液则不能正常下濡大肠而致大便不下。二是津液得下，含津液不下之意，即下焦不通之谓。下焦，包括肝肾、女子胞、膀胱、大小肠等。如《伤寒论》230 条之"不大便"、98 条之"小便不利"、144 条"续得寒热，发作有时，经水适断者，此为热入血室"等均可属下焦。先生临床以小柴胡汤加减，治愈尿后茎中痛和热入血室各一例，皆收良效。

③ 胃气因和。

"胃气因和"有胃气不和之谓。胃气包括中焦脾胃、肝胃、胆胃、肠胃之气。它脏有疾，一旦及胃，皆能导致胃气不和而为病。如《伤寒论》264 条胆气犯胃上溢而"口苦"，98 条肝逆侮脾、脾胃不和而致"腹痛"，"默默不欲饮食、喜呕"等肝胃、胆胃、脾胃不和之证。小柴胡汤尤以治胃气不和之"不欲食"颇有良效。

（2）继承发扬，验证临床

先生认为，仲景《伤寒论》文精义奥，理法方药兼顾，小柴胡汤非一病一证而设，临床运用广泛，若能细读精研，验证临床，确可收继承发扬之效。

① 糖尿病。

糖尿病是一种临床上较为常见的内分泌代谢紊乱性疾病，以多饮、多食、多尿、形体消瘦及尿糖、血糖增高为特征，属祖国医学的"消渴"范畴。消渴的发病与三焦气化失常，水、谷、气代谢紊乱密切相关，故取小柴胡汤通调三焦之功治之，经临床观察，常可取得较满意的疗效。

② 慢性胃炎。

慢性胃炎为胃部多发病之一，用小柴胡汤治疗，收效甚佳。每天予小柴胡汤，分 3 次饭前服用，连服 3 个月，可明显改善恶心、呕吐、心窝部痛、胃灼热、呃逆，食欲不振、胃部胀满、胃振水声、乏力等症状。

③ 肝硬化。

肝硬化是临床常见的慢性进行性肝病，由一种或多种病因长期或反复作用形成的弥漫性肝损害。小柴胡汤治疗肝硬化的临床观察显示，和其他的治疗比较，小柴胡汤不仅能防止肝硬化向肝癌转化，而且还可减缓肝癌发生的时间。从社会经济学角度来评价，同西医疗法相比，运用小柴胡汤治疗肝硬化五年观察的结论显示，疗效更好，且费用减少。

④ 丙型病毒性肝炎。

丙型病毒性肝炎，简称为丙型肝炎（或丙肝），是一种由丙型肝炎病毒（HCV）感染引起的病毒性肝炎。西医用干扰素治疗丙型肝炎确有疗效，但副作用较大，加用小柴胡汤后可减轻副作用。现代药理学研究也证实，小柴胡汤有免疫调节作用和抗炎作用，用它可以治疗慢性肝炎。小柴胡汤的抗炎作用和干扰素的抗病毒作用配合在一起可增强疗效。因此，二者并用可防止肝炎复发。在减轻干扰素的副作用方面，小柴胡汤能抑制脱发。

⑤ 经期感冒。

经行感冒是指妇女每至月经期出现感冒症状，常年时轻时重，尤其冬天加重。治疗时，可在月经来潮前 7 天服用小柴胡汤，每日一剂，连用 3 ~ 4 剂。有效后再服 2 ~ 3 个月经周期，即可痊愈。

⑥ 过敏性鼻炎。

过敏性鼻炎是鼻腔黏膜组织的一种非感染性炎症，本病一年四季皆可发生，冬春季尤甚，常见症状有鼻痒、喷嚏、流涕，每遇风寒或烟雾刺激诸症加重。应用小柴胡汤水煎服，每日 1 剂，连用一个月，可使该病痊愈或明显好转。

⑦ 老年性便秘。

老年性便秘主要指老年人排便次数减少或排便困难，男女皆有之。中医虽有气虚致秘、血虚致秘、脾虚致秘等不同证型，但皆因肠蠕动减弱，糟粕不得下行，上焦不通，津液不下，胃气不和，致大便不能应时而下。有数日不便屎结燥者，有不结燥但数日不大便者，皆无腹满胀感觉，治与增水行舟之增液汤合小柴胡汤加减，每多获良效。附方药：生地 15 g、麦冬 15 g、玄参 15 g、太子参 20 g、柴胡 8 g、黄芩 20 g、白芍 15 g、白术 50 g、枳壳 20 g、火麻仁 30 g、草决明 30 g、桃仁 15 g、炙甘草 10 g，水煎服，一日 3 次，或多剂为末，每次 15 mL 温水冲服。

3.《芍药甘草汤临床运用举隅》

该文发表于《陕西中医》1990 年第 1 期，业界反响良好，该文有以下特点。

（1）芍药甘草汤古今用法探讨

芍药甘草汤系仲景《伤寒论》方。29 条云："……若厥愈足温者，更作芍药甘草汤与之，其脚即伸。"此乃仲景治营阴内虚，不能濡养筋脉而致脚挛急之典范方。后世医家广为借用和变用，以治疗多种不同病位、病因、病情而出现挛急、疼痛证，每获良效。

① 仲景对芍甘之用。

《伤寒论》112 方中，曾用芍药 32 方（次），甘草 71 方（次），芍甘同用 27 方（次）。其主治作用有三：和营、缓急、止痛。用于缓急止痛者 14 方，皆芍甘同用而等量。如芍药甘草汤、芍药甘草附子汤治"脚挛急"。桂枝加芍药汤治"时腹自痛"者。和里止痛如小柴胡汤、通脉四逆汤之"若腹痛者加芍药"。

用于和营缓急止痛者 4 方。其用量芍药倍量于甘草者一方，如桂枝人参新加汤之治"发汗后、身疼痛"营血不足之身痛证；芍药两倍于甘草者 3 方，如小建中汤主治营血不足之"腹中急痛"证。用于和营者九方，用量皆芍三甘二比量，如桂枝汤之芍甘合用。

② 历代医家借用、变用及主治。

脚气、脚弱、跟痛等症。《魏氏家藏方》六半汤（芍六甘三，即芍甘汤加无灰酒少许再煎服）以治"湿热脚气，不能步行"证；《朱氏集验方》去杖汤（即芍甘汤）以治脚弱无力，行步艰难证；《建珠录》用以治"跟痛如锥刺、如刀割，不可触近，皮挛急，按之不驰"证；《岁时广记》用白芍六两，甘草二两为末，煎汤服，以治"脚气肿痛"证；《经方实验录》用以治"脚过多行走而肿痛色紫，遇热则痛剧，晨止则夜痛如故，惟痛筋挛"证；以芍药 30 g、甘草 5 g，每日煎服一剂，十日为一疗程，治疗不安腿综合征，症状为自觉单侧或双侧小腿酸麻胀，似痛非痛，时似抽搐，时似触电样感，夜间尤甚。

挛急疼痛等症。《古今医统》治"小儿热腹痛，小便不通及痘疹肚痛"；《类聚方广义》治"腹中挛急腹痛者，小儿夜啼不止，腹挛急甚者，亦奇效"。

身痛症。《生生堂医谈》治"闲安，劳则身痛不可忍"；《传信适用方》中岳汤（即芍甘汤）治"遍身疼痛，并治脚气，腿脚赤肿疼痛及胸胁痞满，气不升降"。

腹痛、胃脘痛症。《类证治裁》治血虚腹痛，饥劳必胜，与芍药甘草汤。"脉缓伤水，加桂枝、生姜；脉洪伤气，加黄芪、大枣；脉涩伤血，加当归。"《医学心悟》治腹痛、胃脘痛与芍药甘草汤"止腹痛如神。脉迟为寒加干姜，脉涩伤血加当归"。

综上，对芍药甘草汤的应用表明，突出的治疗作用是缓挛急，止疼痛。使用方法是挛急、挚痛者可与借用之，兼见气血阴阳寒热虚实证者，可随证加减而变用之，所谓从其法也。

（2）临证举隅

① 呃逆（膈肌痉挛）。

证见呃逆连声，呃声欠肚，面色青白，痛苦表情，衣着偏厚，精神疲惫，食少不渴。查：苔白滑满布，脉沉细而迟。证属阳虚里寒，肝急胃逆。治以温阳散寒，缓肝抑逆之芍药甘草附子汤。选用白芍 30 g、甘草 15 g，缓肝抑逆；附子（炮）10 g 温阳散寒；加柴芍六君子汤（芍药 20 g、柴胡 10 g、党参 15 g、茯苓 15 g、白术 12 g、陈皮 10 g、法半夏 10 g、甘草 10 g），肝胃并调。

② 转筋（腓肠肌痉挛）。

证见两小腿肚转筋挛痛，发作频繁，每次约半小时，自与热熨后方止，腿无痛觉，稍感酸胀，二便正常，饮食稍减，余无痛苦。查：苔白中根部偏厚腻，脉迟细。证属寒湿伤下，筋拘失濡，治以燥湿柔筋，舒络缓急。用药为白芍 30 g、生甘草 10 g，缓急柔筋；苍术 10 g，苦温燥湿；赤芍 10 g、川牛膝 10 g，舒络引药下行；苍术 10 g，补土胜湿；木瓜 10 g，酸甘养筋。

③ 下肢痹痛（风湿性坐骨神经痛）。

证见左下肢外侧从踝至膝股牵引挚痛，表情痛苦，侧卧呻吟，咳唾引痛加剧，食少不渴，二便自调，脉细涩，苔薄白舌有紫点。证属血瘀阻络，经脉失养。治以祛瘀通络，缓挚定痛之芍甘汤加活瘀定痛药。处方：白芍 30 g、甘草 15 g，缓神经肌肉之痉痛；当归 6 g，红花 3 g，桃仁 6 g，熟大黄 8 g，生乳香、没药各 10 g，养血活血，祛瘀通络；蜈蚣一条、全蝎（洗）6 g，解痉定痛，水酒合煎以增强药力，并辅以针刺治疗。

④ 术后胁痛（术后粘连）。

证见胆结石手术治疗后，右胁不适伴微痛，常因受凉或情绪不畅而反复发作，痛如锥刺，卧床呻吟，痛苦表情，右胁痛引后背，嗳气稍舒，饮食少进，二便无异常。脉沉弦，舌质黯、苔薄白。证属少阳郁滞，沙石残留。治以芍甘汤合小柴胡汤加减。处方：白芍 30 g、生甘草 15 g、三七粉 6 g（冲服），止痛消瘀活瘀；柴胡 10 g、黄芩 8 g、半夏 10 g、生姜 10 g，解胆腑郁滞；鸡内金（细冲服）20 g、金钱草 30 g，消残石而利胆；红参 10 g，补益正气。

⑤ 颊痛（三叉神经痛）。

证见臼齿引颊掣痛，夜间痛甚，局部有热感，面色红润而活，能食，二便正常，睡眠欠佳。脉弦细，舌黯紫苔白。证属风邪上扰，瘀阻阳明之络。治以活血化瘀，缓急止痛，祛风通络。处方：白芍 30 g、甘草 15 g，缓痛和营；白附子（炮）10 g，祛阳明面风引药而至病所；玄参 12 g，滋阴去浮游之火；红花 3 g、生乳没各 10 g、全蝎（洗）6 g，活血通络止痛。

4.《对茯苓四逆汤证的病机认识》

该文发表于《四川中医》1983 年第 2 期，该文有以下特点。

（1）条文查阅，病机总结

先生对《伤寒论》69 条原文"发汗，若下之，病仍不解，烦躁者，茯苓四逆汤主之"进行查阅，发现历代注家对本条烦躁病病机认识颇不一致，有如下三种：

① 认为"阴阳俱虚"，邪独不解，故生"烦躁"，并谓用四逆汤以补阳，用参苓以益阴，如金成无己、清柯琴、南京中医学院主编的《伤寒论译释》、湖北中医学院主编的《伤寒论选读》等。

② 认为正虚邪微"正邪交争乃生烦躁""姜附以散邪，参、茯、草以扶正"者，如尤在泾等。

③ 认为"阴盛格阳，以四逆汤壮阳胜阴，更加茯苓以抑阴邪，佐人参以扶正气"者，如《医宗金鉴》。

（2）分析条文，查疑解惑

先生认为，本条之"烦躁"而用茯苓四逆汤，上述注解似难符合仲景原意。

分析方药归纳如下：

①茯苓之功，利水而不益阴。《本草疏证》谓："茯苓者，纯以气为用，故其治，咸以水为事，观于仲景书，其显然可识者，如随气之阻而宣水（茯苓甘草汤）；随水之瘀而化气（五苓散）；气以水为逆，则冠以导水而下气随之（苓桂草枣汤，苓桂术甘汤）；气外耗水内迫，故为君十启阳之剂（茯苓四逆汤）。"说明茯苓功在治水，而不"益阴""抑阴"。

《本草纲目》云：茯苓甘平无毒，主治"胸胁逆气，忧喜惊邪恐悸，心下结痛，客热烦满咳逆，口焦舌干，利小便。止消渴好睡，大腹淋沥，膈中痰水，水肿淋结，开胸腑，调脏气，伐肾邪，益气力，保神守中，开胃止呕逆"。

《本草正义》谓："若以人乳拌晒，乳粉既多，补阴亦妙"。未言单用茯苓可以"益阴"，更无"抑阴"之说。

② 以方（药）测证，疑非阴阳俱虚。原文谓"发汗，若下之，病仍不解，烦躁者"，病本阳虚而水停，医者误为寒病在表而发汗，使阳气更虚而水愈甚，水浊内迫，烦躁无间。故方用四逆加人参，以回阳救脱，再加茯苓以利水，阳得回而水得利，则烦躁自安，厥逆自解。先生认为，除烦躁一证外，应有脉微欲绝，四肢厥冷，或心悸气喘，或肿胀至胸等证。

③ 从诸四逆汤用量及服量，识本方之治，《伤寒论》八个四逆变方，从服量上看，除干姜附子汤煮取一升顿服，其余六方皆煮取一升二合，分温再服，即每服六合，而本方为煮取三升，温服七合，比其他方每次多服一合。用量与干姜附子汤相比，干姜用量偏重。

④ 从方名看本方之用，方以茯苓四逆汤命名，且以茯苓冠首而量重，不言四逆加人参茯苓汤者，仲景必有深义，综观伤寒一百一十三方，用茯苓者凡十五。如用茯苓冠首且以主药名方者，有茯苓桂枝白术甘草汤、茯苓甘草汤、苓桂草枣汤、茯苓四逆汤。以茯苓为助而名方者，如草姜苓术汤、五苓散、桂枝去桂加茯苓白术汤、猪苓汤等。他方加减而用茯苓者，如四逆散，小便不利加茯苓五分；小青龙汤，若小便不利，少腹满，去麻黄加茯苓四两；理中丸，悸者加茯苓二两；小柴胡汤，若心下悸，小便不利者，去黄芩加茯苓四两。可见，用茯苓皆作利水之用，无一方用作益阴者。因此，茯苓四逆汤之用茯苓意在利水，而不在益阴无疑也。

5.《使用小柴胡汤"但见一证便是"之粗识》

该文发表于《浙江中医》1989年第12期，该文有以下特点。

（1）分析条文，提出疑问

先生在对仲景《伤寒论》103条"伤寒中风，有柴胡证，但见一证便是，不必悉具"中"一证"究竟为何提出疑问。查阅古籍，历代医家对"一证"的见解大多不一。概括有五：①指98条七个或然证之一（成无己）；②指264条口苦、咽干、目眩（程应旄）；③指98条寒热往来一证（恽铁樵）；④指98条小柴胡四大证之一（刘栋）；⑤指2和4两种见解（《伤寒论译释》）。

以上五者各执一说，究竟"一证"为何？先生认为"一证"既指单一症状，又指病证结合。单一症状，如《伤寒论》98条之"往来寒热，胸胁苦满，嘿嘿不欲饮食，心烦喜呕"，264条之"口苦、咽干、目眩"，265条之"目赤，两耳无所闻"等症状单一出现，无其他明显而突出的病证者，皆可认为是小柴胡汤之一证，而与小柴胡汤治之。

（2）解析疑惑，逐条验证

① 《伤寒论》265条"两耳无所闻"一症，若单独出现，无肾虚和其他见证者，可与小柴胡汤加减治之。

如遇曾因患肺结核连续注射链霉素3月，致使听力减弱，渐至耳无所闻者。症见头眩，耳不闻，余无不适，面色黄而少华，舌苔薄白，脉象弦细。处方：柴胡20 g，黄芩、半夏、生姜、大枣各10 g，红参、炙甘草、石菖蒲、吕宋果各6 g。2剂后，听力好转，继服4剂，听力恢复。先生指出链霉素中毒性耳聋，临床偶有所遇。耳虽肾之上窍，但与少阳关系密切，手足少阳之脉，皆出入于耳中，凡因少阳气闭而聋者，均可与小柴胡汤加减治疗，今加石菖蒲开窍，吕宋果能解毒，强壮身体，疗眩晕，增强治耳聋、解链霉素毒性之力，故数剂获愈。

② 《伤寒论》99条："正邪相争，往来寒热休作有时。""寒热休作有时"一症，疟疾、热入血室皆见。先生推而广之，临床凡见某一病症休作有时者，投小柴胡汤加减，常可收效。

如曾诊治哮喘患者，诊时呼吸急促，抬肩滚肚，喉间哮鸣，素体尚可，能食，睡眠稍差，二便无异常。脉象弦滑，舌苔薄白不燥。处方：红参、柴胡、黄芩、半夏、射干、厚朴、苦杏仁、生姜、大枣各 10 g，麻黄、炙甘草各 6 g。3 剂后，不复发作有时，哮喘好转。续投 5 剂，症状控制而停药。

先生认为哮喘发作有时，乃少阳郁滞，乘胜旺之时而外泄。本例郁火刑金，故每日 7 ~ 11 时即少阳旺时而哮喘。木郁宜达，故投小柴胡汤以疏木郁而治本，加麻黄、射干、厚朴、苦杏仁（仿厚杏汤、射干麻黄汤之义）以缓其标，从而取效。

③ 《伤寒论》264 条："少阳之为病，口苦、咽干、目眩也。"三证中一症独见，或两症同时出现，无明显里热等见证者，宜与服小柴胡汤。

如口苦患者，晨起尤甚，服诸清热药无效，饮食减少，脉象细弦，舌苔薄白。处方：沙参、黄芩各 12 g，柴胡、半夏、生姜、大枣各 10 g，甘草 5 g，3 剂，另每日用生大黄 10 g，沸水渍，少量徐徐与服。服后口苦好转，与原方停服大黄，服 5 剂，不复口苦而停药。

先生认为口苦因嗜酒及厚味者多有之，乃因胃热；无嗜酒史、无胃热证而口苦者，属少阳郁滞，胆气（火）上溢。嗜酒者清利之，胃热者苦泻之。如本例胆气上溢者，和而通降之，故与小柴胡汤，加沙参以滋胃津，加大黄增通降郁火之功，故口苦得解。

④ 《伤寒论》98 条之"嘿嘿不欲饮食"，乃小柴胡汤四大证之一，属"有柴胡证，但见一证便是"之范例。先生临床，凡以不欲饮食为主之疾，但无脾胃虚衰者，或屡用补脾健胃药而仍不欲食者，投用小柴胡汤，多获良效。

先生治疗嘿嘿嗜睡，不欲饮食而食少者，症见倦怠乏力，忧郁表情，面色少华，脉象细弱，舌苔薄白。处方：红参、黄芩、桂枝心、炙甘草、生姜各 10 g，柴胡 20 g，大枣 8 g。2 剂。服后食欲增加，嗜睡乏力好转，原方续服 3 剂。一周后，食欲基本复常，遂原方减量 1/3，令进 3 剂而康复。

先生认为不欲食，乃由少阳郁滞而侮脾、心阳不振而脾弱所致，故与小柴胡汤加桂心而取效。仲景柴胡汤虽有去参加桂之例，彼为解太阳之表，此为温心阳之力。《本草求真》谓"桂枝入心"，《本草疏证》谓"入心通阳"，曹家达《伤寒发微》谓"桂枝之升发脾阳其本能也"。今桂用心者，取其通心阳也，仿桂甘汤温通心阳法。俾心阳复而中土旺，脾阳复而运化转，嗜睡、不欲食得解。

综上，先生认为虽不能尽其"一证"而用，却对"但见一证便是，不必悉具"

143

进行了大胆验证，为临床治疗提供了新的思路。

6.《中医药治疗阴虱》

该文发表于《男科医论》1991 年。该文有以下特点。

（1）解释病名及临床表现

阴虱，属虱之一种。"其形如花蜘蛛"，八脚。寄生于男女阴毛间，产卵于阴毛根部，卵椭圆色白。感染阴虱后或因浊湿不洁而生阴虱疮者，阴毛部"瘙痒难忍"，扪视可见红晕小疙瘩，类似阴部湿疹，男性易误为阴囊湿疹，女性易误为阴痒。新中国成立后已多年未发现阴虱，近年来男性青壮年疾病中偶有之。患者求诊，凡阴部奇痒，经治无效且有性生活不慎史者，宜询而视察之，始能明确其诊断。确诊后以下法治之，可应手取效。

（2）临床治疗方法

① 外洗：取生百部 60 g，浓煎分次热洗阴毛部 10 分钟，连洗 3 日（次）。百部水浸液及乙醇浸液对头虱、衣虱有杀灭作用。

② 外涂：取生（鲜）白果 10 ~ 20 g 去壳，嚼或捣为糊，涂敷于阴毛部，连涂 3 夜（次），虱及卵皆可杀灭。白果，据《本草纲目》载：生用能杀阴虱。

7.《麻黄附子细辛汤的应用》

该文发表于《四川中医函授》1992 年第 2 期。该文有以下特点。

麻黄附子细辛汤出自《伤寒论》，由麻黄、附子、细辛三味药物组成，具有温寒、解表、利水作用。本方原为太阳、少阳两感证而设。先生从事医教临床数十载，在"异病同治"的启示下，用本方加味治疗阳虚所致的多种疾病，收效皆是满意。

（1）水肿

证见恶寒蜷卧，手足厥逆，肿始眼睑，继及全身，肤色光亮，食欲不振，小便短少，脉沉微细，舌淡，苔白滑满布。辨证为少阴阳虚，膀胱气化不利。拟发表温经、化气行水法论治。处方：麻黄、细辛、炮附子各 6 g，茯苓、白术、泽泻、猪苓各 10 g，桂枝 8 g。

（2）咽痛失音

证见过劳汗出，音哑，咽痛，身热恶寒，神疲嗜睡。脉沉细，舌质淡，苔白滑。

患者素有入冬怕冷较甚，稍有不慎即见恶寒头痛等症。辨证为素体阳虚，邪客少阴所致。以温阳祛邪，利咽散结法治之。处方：麻黄、细辛、炙甘草各 6 g，炮附子、制半夏各 10 g，桔梗 15 g。

（3）牙痛

证见臼齿疼痛，齿缝时有咸水溢出，饮热则痛减，伴头身疼痛，畏风寒，口不渴，乏力，嗜卧。舌苔白润，脉象沉细。辨证为寒稽少阴，经隧不通，治以温经散寒，祛风止痛，处方用麻黄、细辛、炙甘草各 6 g，炮附子、防风、白芷各 10 g。

（4）目睛陷翳

证见眼珠疼痛，目不敢睁，睁则羞明流泪，伴畏冷，头痛鼻塞。左眼黑睛左侧有椒粒大小白色块状物，中心凹陷，白睛不红，眼泡不肿，眼角无眦，伴头隐痛不休，选见面色青白相兼，舌淡，脉沉细无力。诊断为陷翳，由少阴客寒，气阳两虚所致，拟温经散寒，补气升陷法。处方以麻附细辛汤加黄芪、南沙参各 30 g，升麻、炙甘草 6 g。

（5）久咳

证见感冒咳嗽，反复月余未愈，尔后时发时止，入冬夜间咳甚，痰液清稀，伴心累气紧，畏寒肢冷，喜卧。舌质淡，苔白润，脉沉细弦。此阳虚邪客，寒饮内停，拟温阳散邪，化饮止咳法治之，方用麻附细辛汤加干姜、五味子各 6 g。合六君子汤补气祛痰。

先生指出麻黄附子细辛汤，为仲景助阳解表名方，方中麻黄、细辛辛温发汗以解表，附子辛热，温经助阳以逐寒，三药合用，寓助阳于发汗之中，为太阳少阴表里并治之法。凡见无汗、恶寒、微热、舌质淡或胖嫩、舌苔白润或白滑、脉沉等阳虚所致的疾病，若临证加减得宜，所治范围更广。

除上述疾病之外，麻黄附子细辛汤还可以用于以下 10 种病症。

① 痛风：附子 60 g，独活 20 g，川芎 15 g，细辛、麻黄、全蝎（研末兑服）各 6 g，蜈蚣 3 条。水煎服。

② 阳痿：阳起石、龟板各 30 g，淫羊藿、锁阳各 15 g，附子 10 g，麻黄、升麻各 6 g，细辛 3 g。水煎服。

③ 面神经炎：地龙、当归、白芍、红花、白僵蚕各 15 g，制附子、全蝎

各 10 g，蝉蜕、防风各 9 g，生麻黄、细辛各 6 g。水煎服。

④肺气肿：附子、厚朴各 15 g，苦杏仁、生桑白皮、紫菀、款冬花各 12 g，半夏 8 g、生麻黄 7 g、甘草 6 g、细辛 5 g。水煎服。

⑤窦性心动过速：附子 60 g，黄芪、炙甘草各 30 g，桂枝、红枣各 20 g，当归 15 g、麻黄 6 g、细辛 3 g。水煎服。

⑥慢性荨麻疹：白鲜皮 15 g，蒺藜 12 g，麻黄、制附子、射干、乌梅、当归各 10 g，细辛 3 g。水煎服。

⑦带状疱疹：生黄芪、郁金各 10 g，熟附子、醋柴胡各 9 g，生麻黄、制乳香、制没药、红花各 6 g，细辛 4 g，生姜 3 片。水煎服。

⑧顽固性咽痛：麻黄、附子各 9 g，细辛、大黄各 6 g，白芷 3 g。水煎服。

⑨慢性肾炎急性发作：熟附子（先煎）30 g，车前子（包煎）20 g，茯苓、大腹皮各 15 g，白术、泽泻各 12 g，麻黄 7 g，细辛 3 g，水煎服。

⑩高热无汗：荆芥穗、炒防风、黄芩各 12 g，淡附子 10 g，炙麻黄、北细辛各 6 g，金银花 10 g，板蓝根 9 g，水煎服。

8.《通腑当辨寒热》

该文发表于《校刊》1979 年第 1 期。该文有以下特点。

（1）提出通腑寒热之辨的思想

先生认为，六腑在生理上以通为顺，在病理上不通则病变百出。其不通之因虽有多端，但究其性质无非寒热两途。如胃肠壅阻不通，可因饮食、虫积或外伤内伤等导致；如素阳不足，阴寒内盛之人，发病则为寒结；若素体阴虚，阳热内盛之人，发病则为热结。从"六腑以通为用"论治，是为一大原则，但必须辨明寒热，方不致误。在治疗上仲景早在《伤寒论》中已有详论，如热实结于胃肠者，以苦寒通下法之三承气治之；寒实结胸、无热证者，以辛温通下法之三物白散治之。

（2）临床举隅

1958 年初秋，先生曾诊治一四十余岁农民，该患者体素健，耕田于野后，回家食早餐剩之玉米饼、凉稀粥快咽之，食后续耕，未至三犁，腹痛暴作，力不能支，即停耕而归，家人速求医往治。医诊之，曰：此过食伤中，食积胃肠，不通则痛，下之可愈，遂与大承气汤。服药数次，痛势反剧。翌日又延原医早临，诊后曰：通则不痛，今下之不通，病重药轻也，仍宜下，嘱加重服药量，并外以热熨辅治，一天未得大便，痛胀愈增。第三日又延原医诊治，曰：有是病则用是药，病势不减，非药不对证，乃病情重也。嘱续服原方，并加大芒硝用量，迫至午后，病情愈重，病者直呼快另求医救其命。于是始至先生处求诊：先生观其面色黧黑，倚被半坐，闭目呻吟，时时躁烦，口渴欲热饮，但饮入即吐，腹胀如瓮，疼痛拒按，四肢不温，已三日不大便，亦无矢气，水浆未入，舌苔尖黄，中根焦黑而粗，脉沉实。思此病无明显热象，况前医用苦寒通下，三剂无效而反剧，绝非热结，乃寒结也。因思三物白散虽治"寒实结胸"之方，但与寒实结于胃肠之病因病机相同，可取"异病同治"之意，乃书三物白散与服。方中巴豆霜直通胃肠，散阴寒之凝聚；桔梗升提，使上窍得通，下窍得泻；贝母解郁开结，并嘱备稠粥以养下后之虚。服后约时许，患者腹中雷鸣而得快利，泻出大量恶臭宿食而痛胀止，再进少量稠粥，当晚患者安睡，后以甘淡实脾之法调治半月而康复。

9.《蜣螂通幽说及验案》

该文发表于《四川中医函授》1993 年第 1 期。该文有以下特点。

（1）阐述用药出处

先生解释，蜣螂，俗称"推车客""推屎爬"，每年四至八月始出，余时多入土而藏。常夜出觅食，昼日潜藏，喜栖息于猪、牛及人粪堆中掘穴藏居，吸食动物尸体及粪尿等。据《汤液本草》载："气寒、味酸、有毒。"《纲目》载："入手足阳明、足厥阴肝经"。《金匮要略·鳖甲煎丸》用蜣螂以"破瘀开结"，《孙天仁集效方》用以"治膈气吐食"。

（2）虫类专用，临案举隅

幽门为胃之下口，小肠之上口，食谷入胃，腐熟后必出幽门入于小肠，有如粪堆之所，故取蜣螂喜掘粪穴居以通其幽，有如水蛭之嗜血而祛瘀，地龙善凿隧而通络也。孙天仁氏用以治膈气吐食，与今幽门梗阻病症无异，先生据此，以蜣螂配伍于随证方中，治幽门梗阻呕吐证。

验案一：一五十余岁女性农妇，偶觉食后脘胀，嗳气，继则呕吐未消化食物，日复一日，食后呕吐益甚，即赴绵阳某医院新医疗法门诊部诊治，经检查诊断为

"幽门狭窄"，治疗两月，初愈返里。后又脘胀呕吐发作，求治于先生。诊时呕吐如前已三日；形体衰惫，精神抑郁，时有嗳气，吐后胃空心难，大便干燥，两日未解，小便少。查：舌淡有瘀点，苔薄白，脉细弱。属中医反胃，证属幽门瘀阻，胃虚气逆，予活瘀通幽，补虚开结之通幽汤合旋覆代赭石汤加蜣螂治之，处方：熟地 10 g、旋覆花 8 g、赭石 30 g、半夏 15 g、生姜 10 g、党参 20 g、桃仁 6 g、红花 3 g、炙甘草 5 g、贝母 6 g，蜣螂 3 个（与巴豆同炒，去巴豆），水煎服。

服上方一剂后收效，胀消吐止，病者自认药已投方，又进 2 剂后，吐胀消失，饮食复常，已半月余无痛苦感。后因与邻居争吵后，又觉胃胸不适，旧病复发，故再求治。诊时精神较好，自觉胸胁微胀，偶有嗳气，大便微燥，小便正常。舌淡，苔薄白，与疏肝扶脾之柴芍六君子加火麻仁，令服 2 剂。后随访一年未复发。

验案二：一四十余岁农妇，因食牛肉后呕吐，继则食后脘胀，良久方吐出未消化食物，日重一日。曾多处求治，未见好转，去三台某医院住院治疗六天。诊断为幽门痉挛性梗阻，经输液及药物治疗（药名不详）仍吐，便自动出院，遂求先生诊治。诊时面黄白无华，神疲抑郁，靠椅欲寐，声低息弱，不烦不渴，尿少，大便两日未行。脘部软，无痛感，脉虚细无力，舌淡，苔白。中医诊断"反胃"，证属脾胃虚寒，幽阻胃逆，与温中补虚，降逆通幽之砂半理中汤加蜣螂。处方：潞党参 20 g、焦白术 10 g、干姜 10 g、半夏 15 g、砂仁 6 g、炙甘草 6 g、生姜 10 g、蜣螂 3 个（与巴豆同炒，去巴豆），水煎，令服一剂后再诊。

后患者云服前药三服，当日便未呕吐。又将处方于当地药店购买 2 剂，却缺蜣螂，煎服后，次日又觉食后脘部不适，至晚复吐出未消化食物。自认为因缺蜣螂而不效，便多个药店购买蜣螂不得。遇巧，是日上午其夫除沙沟，挖出冬藏蜣螂 2 个，喜加药中煎服，三服后腹温肠鸣，脘部觉舒，当日未再呕吐。后以益胃扶脾之香砂六君子汤调治半月而病瘳。

先生认为：幽门梗阻不通病变，中医属"反胃"范畴。验案一为幽门瘀阻，胃虚气逆。验案二为脾胃虚寒，幽阻胃逆。二者病因有异，幽阻却同。前者宜活瘀降逆以通幽，后者则温中降逆以通幽，借助蜣螂通幽之力。特别后者有蜣螂则病向愈，缺蜣螂则病不退。可见蜣螂实有通幽之效。

10.《尿毒症的中医治疗》

该文发表于《校刊》1979 年第 1 期，先生治疗该病临床效果好。该文有以下特点。

（1）病因病机

先生提出尿毒症以慢性肾炎引起者为最多，占总发病率的 50～60%，故对慢性肾炎所引起的尿毒症从中医的理、法、方药角度来讨论。

先生认为慢性水肿，迁延不愈，早期出现疲乏无力，头痛、厌食、恶心、呕吐，小便量或多或少，甚或尿闭。晚期出现呼吸急促深大，口腔糜烂，口中尿臭，呕吐腹泻，鼻衄齿衄、头晕、心悸、失眠，甚至出现昏迷抽搐，或阴阳两竭等危证。

从病因来看，任何疾病都有"穷必归肾"的转归，风水迁延日久，肾中元阴元阳之气衰竭，肾虚脾不能独治，而使水毒潴留，形成本虚标实的病理变化。脾肾阳虚，则水湿之邪郁阻中焦，上逆犯胃，而为恶心呕吐；上犯心神，而为心悸失眠；水毒湿浊郁而化热，或肝肾阴虚，则阳亢风动而为头晕抽搐；化火生痰，终致心窍内闭，而为昏迷不醒。如果病情不断发展，正虚不能胜邪，最后可发生阴阳俱竭的脱症。

（2）辨证分型

辨证方面，应分阴阳，次辨虚实标本主次。一般病势急者多属实，病势缓者多属虚。阳虚而致湿浊中阻者，治以温阳泄浊，降逆和中。阴虚而致阳亢风动，痰火上扰者，治宜养阴潜阳，清风熄火，化痰开窍。阴阳俱虚者，治宜温肾益阴；脾肾双亏，精血不足者，治宜健脾益肾，补益精血；若阴阳离决，发生虚脱者，则当敛阴、回阳、固脱。具体分以下证型：

① 湿浊中阻，浊阴上逆。

主证：胸闷、腹胀、恶心呕吐，食少或食则欲吐，口有尿臭，尿少或闭，大便不爽或溏泻，面浮肢肿，头昏神倦嗜睡，舌淡而胖，苔多白腻，脉濡细。

证析：湿浊中阻，脾胃升降失常。气机阻滞，故胸闷腹胀食少，甚或呕恶，食后欲吐；水毒之气上逆，出于空窍，故口有尿臭；阳不化水，则尿少尿闭；中阳不运，故大便溏薄；湿困肌肤，故面浮肢肿；湿浊蒙犯清阳，故头昏神倦嗜睡；舌淡苔腻，为阳虚湿困；脉细濡，为中阳虚衰。

治法：温阳泄浊，降逆和中。

方剂：大黄附子汤合六君子汤加减。

药物：附子9g、大黄9g、红参9g、白术9g、半夏9g、陈皮6g、茯苓12g、竹茹9g、生姜3片。

方析：方中附子温肾中之阳，大黄泄水毒之浊，红参补真元之气，三药合用，标本兼顾；白术、茯苓补脾胜湿；陈皮理气和中，以调参术之滞，半夏、生姜、竹茹和胃降逆止呕。

加减：湿浊化热见尿少色黄，口臭口糜，苔黄腻酌加黄芩、黄连以助大黄清热泻火。寒湿偏盛见腹胀冷痛，大便稀溏，苔白滑或白腻，去大黄、生姜，加干姜、吴茱萸温脾胃之寒，或酌加苍术、厚朴燥中焦之湿。胃逆呕甚可加旋覆花、赭石、降逆镇吐。尿少尿闭加泽泻、车前子、猪苓以利水，或加服滋肾丸（知母、黄柏、肉桂）。神志昏迷，嗜睡加石菖蒲、郁金化浊开窍，另服苏合香丸1粒（化服）。

② 阳亢风动，痰火上扰。

主证：头晕胀痛，手足颤动，甚则抽搐，心烦不安，或神昏躁扰，恶心呕吐，唇干齿垢，二便不畅，舌质红绛，苔黄，或焦黑而干，脉细弦数。

证析：肾中元阴衰竭，不能濡肝，致肝阳上亢，虚风内动；阴虚内热，化火炼津成痰，形成风火痰上扰之候。阳亢于上，清阳受扰，则头晕胀痛；阴虚阳亢，内动肝风，故手足颤动，甚或抽搐；痰火扰心，故心烦不安或神昏躁扰；木强乘土，致脾胃升降失常，故恶心呕吐，二便不畅；阴虚于下，津不上荣，故唇干齿垢，阴虚炽热，故舌质红绛；热甚胃蒸，故苔黄或焦黑而干；脉细弦数，为阴虚内热之征。

治法：滋阴潜阳熄风，清火化痰开窍。

方剂：天麻钩藤饮合温胆汤加减。

药物：石菖蒲9g、郁金9g、栀子9g、龙胆草3g、黄连3g、生地30g、知母15g、天麻12g、钩藤20g、石决明30g、牡蛎30g、胆南星6g、天竺黄9g。

方析：方中生地、知母、石决明、牡蛎滋阴潜阳；天麻、钩藤、栀子、黄连、龙胆草熄风清火；胆南星、石菖蒲、郁金、天竺黄化痰开窍，使阴得复而阳不亢，火得清而风自熄，痰郁得解，心神自得清宁。

加减：口鼻齿衄或大便出血，去石菖蒲、胆南星、龙胆草，加玄参、牡丹皮、墨旱莲、茜草以凉血止血。头痛剧烈，手足抽搐另用羚羊角粉 0.6 g 吞服，每日一至两次。昏迷较甚，身热另服至宝丹或安宫牛黄丸。烦躁甚者，用紫雪丹 1.5 g 化服。便秘加生大黄 10 ~ 15 g（后下），若呕吐不能服药，用生大黄 30 g，水煎微沸，浸渍，候水温至 37 ℃，取汁保留灌肠，可连用数天。尿少尿黄，加白茅根，或用葱蜜胡椒外贴丹田。

③ 肾阳衰微，真阴亏竭。

主证：头晕耳鸣，四肢逆冷，腰膝酸软，心悸气短，口干尿少，舌质淡，苔光而干，脉沉细无力。

证析：肾阳衰微，不能温养，故四肢逆冷，腰膝酸软，心悸气短，舌质淡；肾阴亏乏，故头晕耳鸣，口干尿少，苔光而干；脉沉无力，乃阴阳两虚之象。

治法：温肾助阳，补益真阴。

方剂：地黄饮子加减。

药物：熟地 24 g、五味子 12 g、山药 12 g、红参 15 g、麦冬 15 g、茯苓 30 g、枸杞 12 g、石斛 30 g、肉苁蓉 12 g、泽泻 12 g、附子 12 g、肉桂 3 g。

方析：熟地、五味子、山药酸甘化阴，用以填阴补肾；麦冬、五味子、红参益气敛阴，兼制以肉桂温助心阳；枸杞、肉苁蓉以补肾气；茯苓补益心气；桂附温肾阳；小便短少，故佐泽泻以利尿，使水毒去而诸症减。

④ 脾肾两亏，精血不足。

主证：头晕目眩，心悸气短，精神倦怠，视力减弱，夜不能卧，肢软无力，面色苍黄，舌质淡，脉沉弱。

证析：脾肾两亏，精血不足。精少则头晕目眩，精神倦怠，视力减弱，肢软无力；血虚则心悸气短，夜不能卧，面色苍黄，舌质淡，脉沉弱。

治法：健脾益肾，补益精血。

方剂：人参养营汤加减。

药物：黄芪 30 g、当归 15 g、生地 24 g、熟地 24 g、白芍 10 g、红参 10 g、白术 10 g、炙甘草 6 g、枸杞 6 g、五味子 10 g、陈皮 6 g、肉桂 5 g、茯苓 10 g、鹿茸 3 g。

方析：方中四君汤健脾益气，佐以陈皮醒脾和中；黄芪、当归益气养血；五味子、白芍、生地、熟地、鹿茸补益精血；更加肉桂温肾助阳，引火归源，以助气血之生长。若命门火衰，面浮尿少，精神委顿，腰脊酸痛，为精血俱亏，病及督脉，多见于老年患者，治当补养精血，助阳通窍。可用《证治准绳》之香茸丸（由麝香、鹿茸、肉苁蓉、熟地、沉香、五味子、茯苓、龙骨组成）。

⑤ 阴竭阳脱。

主证：神昏，呼吸衰微，汗多，二便自遗，面色苍白，手足逆冷，舌质淡，脉细微；或面色潮红，口干，舌质红，脉细数。

证析：阴竭阳脱，皆为险候，凡神昏，呼吸衰微，汗出如珠，撒手遗尿乃虚脱之征。若阳脱于外，则面色苍白，四肢逆冷，舌淡，脉细微。若阴脱于内，则戴阳、口干，舌红，脉细数。

治法：回阳救阴固脱。

方剂：阳脱者，参附龙牡汤加减；阴脱者，生脉龙牡汤加减；阴阳俱脱者，二方合用加减。

药物：人参 12 g、附片 10 g、五味子 10 g、麦冬 12 g、生龙骨 24 g、煅牡蛎 30 g、炙甘草 10 g。

方析：参附补气回阳，参麦五味益阴生脉，龙牡固脱，共奏回阳救阴、固脱之功。本病病势危重者，较为多见，应根据病情需要，采取中西医结合治疗，积极抢救。

（3）临床用药

先生用补肾温阳降浊汤治疗尿毒症，方药如下：

人参 6 g、熟附子 15 g、大黄 6 g、白术 15 g、淫羊藿 30 g、茯苓 30 g、陈皮 10 g、黄芪 30 g、鹿角胶 10 g、赤芍 30 g、肉苁蓉 15 g、茅根（鲜）60 g、玉米须 40 g、巴戟天 15 g、鸡内金 20 g（细服），每两日 1 剂。

配合灌肠方：熟附子 15 g、生大黄 9 g、牡蛎 30 g，共为末，加水作糊状保留灌肠，可降低血中非蛋白氮。

尿毒症由慢性肾炎迁延不愈发展而来，其本虽在脾肾，但涉及气血阴阳，临床治疗非常棘手，辨证准确，用药精当，亦需调养一年半载方能稳定疗效。补肾温阳降浊汤治疗尿毒症，若能随其病情加减得当，临床每获良效。

11.《加减九味羌活汤治齿痛》

该文发表于《海峡两岸中医药学术会议论文集》。该文有以下特点。

（1）古方新用，方药分析

先生受家父所传，将九味羌活汤加减用于治疗齿痛，多收效满意，现介绍如下，供同道选试。

该方由羌活、防风、苍耳子、黄芩、怀牛膝各 10 g，辽细辛 3 g、白芷 12 g、川芎 6 g、生地 18 g、骨碎补 20 g、地骨皮 50 g、甘草 3 g 组成。

方析：羌活、防风辛温疏散风寒湿邪而止痛，风为百病之长，多夹寒湿火而为风寒风湿风火之患，故用羌防专祛风止痛。细辛、生地寒温互济，搜肾寒，滋肾燥，齿乃骨之余，为肾所属，齿痛多因肾寒挟虚火上攻所致，而生地滋肾以济虚火，细辛走少阴温水寒之气，俾虚火平水寒散，则齿痛可疗。先生常以怀生地六分合辽细辛一分，入石臼中杵细匀捏丸如豆大，噙齿痛处，有明显止痛效果，内服亦须遵此量。苍耳子、白芷辛温宣散风寒，入阳明而疗齿痛，手足阳明之脉皆入上下齿中，龈亦属阳明，此用苍耳子发散风湿，白芷引药入阳明，且有活血散瘀之能，亦为齿痛之良药。地骨皮、牛膝甘平无毒，疗骨热而坚齿。地骨皮善固齿摇，牛膝补肾健齿，且地骨皮与羌活、细辛、白芷并用，寒温并调，寒中伏火者亦宜。川芎、骨碎补辛甘温，善行血中之气而止痛，筋骨劳损甚效。黄芩、甘草佐羌活、防风、细辛、白芷之辛，兼清寒中伏火且调百药而和中，此方寒温互用，专入胃肾而固齿定痛，为治齿痛之良方。

（2）临床辨证加减

临床运用时，如胃热偏盛，见发热，口渴引饮，或齿龈红肿疼痛，加石膏 30～50 g、升麻 5 g，以清散阳明经热。风寒夹热，见恶寒，舌白滑不渴，齿龈漫肿，肤色不红，或局部肿甚，张口困难，加重防风、细辛、白芷用量，以消散风寒。肿甚加蜂房，痛甚加乳没。胃肾虚火，局部肿势不甚，齿摇，喜冷漱或吸凉风则减，除加重地骨皮、生地用量外，另加石膏兼平胃热；龋齿加生乳没以止痛；夹寒加重细辛至 6 g，夹热加重黄芩至 12 g。

12.《麻痹性斜视》

该文发表于《千家妙方》。先生认为麻痹性斜视，因肝脉系目系，精之窠为眼，与肾关系密切，眼球转动失灵，乃肝肾阴亏，目系功能失职，中医可辨证为肝肾阴虚，目系失养。治法可滋肾柔肝。方药可用自拟滋肾柔肝汤加减。

处方：熟地 20 g、山茱萸 10 g、山药 20 g、茯苓 10 g、牡丹皮 10 g、泽泻 10 g、枸杞 15 g、菊花 10 g、当归 10 g、白芍 60 g、何首乌 30 g、甘草 3 g，水煎服，每日 1 剂。

13.《复视治验》

该文发表于《四川中医函授》1992 年 5 期。先生云肾水亏乏，木失涵养，致肝肾阴亏，经脉瘀滞，目系急紧，屈光不正而成复视。选用杞菊地黄丸以治其本，芍药甘草酸甘缓急以缓目系之急，复加丹参、茺蔚子、红花、当归、川芎等药，通络活血养血，使目得血养，目系急而得缓，此标本皆治，药症紧扣，病因一除，症亦消之，故病告愈。

处方：柴胡、当归、黄芩各 12 g，白芍 40 g，炙甘草、茺蔚子各 20 g，珍珠母、丹参各 30 g，红花 5 g，加服杞菊地黄丸，嘱服五剂，忌温燥辛热。

14.《重症妊娠呕吐治验》

该文发表于《中医药论文集》1992 年 5 期。该文有以下特点。

妊娠呕吐，是女性妊娠期常见症状，轻者可不治自愈，重者虽经多方治疗尚无良效，甚至饮水饮食吃药皆吐，更严重者吐时欠肚，有气无力，不能支撑行走，竟卧床倦怠，闻水气食气药气即呕。先生在治疗此病时颇有心得，云小半夏加茯苓汤，系《金匮要略》痰饮咳嗽、停饮上逆方，加伏龙肝澄清液服，以土补土，加柏子仁以养心定心，酸枣仁镇胆之怯，证随思加，病易愈矣。

处方：姜半夏 10 g、茯苓 10 g、柏子仁 20 g、酸枣仁 20 g、龙骨 20 g、甘草 3 g、伏龙肝 2 斤，水煎服，每日一剂。

煎服法：

（1）煎药以伏龙肝（柴火灶土）2 斤打细入净水中搅匀，澄清后，去泥取水入药煎。

（2）为了消除精神因素和渐至吸收，在煎药时叫病人至，以便先吸其气。初觉呕，渐至平，无妨。

（3）宜温而频服，每服一汤匙，每 30 分钟一次，待受药后再分次服。饮食如似，让病人听后少食，渐而食之进之。

15.《治疗百日咳临床体会》

该文发表于《四川中医函授》1992 年 1 期。该文有以下特点。

百日咳，祖国医学称"顿咳""鹭鸶咳""天哮咳""天呛咳""疫咳"。是小儿常见传染性疾病，终年可见，冬春易发。年龄以 1～5 岁为多，且病情重，6～10 岁以上少见。临床以呛咳阵发连声，日轻夜重为主证。多因湿痰蕴肺，感疫热而触发，易并发肺燥、肺热咳喘，为医者所熟识。历代儿科诸书虽有预防治疗多法，但一经发病，长久延不愈。先生根据胡光慈氏所著《实用中医儿科学》一书所载加味止嗽散加减——名新加止嗽散，用以治疗百日咳初期、中期（痉咳）收效甚捷。

（1）方药组成

蜜麻黄 3～6 g，苦杏仁（去皮尖）5～8 g，生石膏（打细）30～60 g（注：麻黄石膏之配伍，其用量一般 1：10；偏寒，苔白不渴者 1.5：10，偏热者，口渴苔黄 1：20），炙甘草 1～3 g，紫菀（蜜）5～10 g，百部（蜜）8～15 g，鱼腥草 10～20 g，大青叶 8～12 g，白前胡 5～10 g，桔梗 5～8 g，法半夏 3～6 g。

（2）随证加减

水寒射肺，喉间有水鸡声音者加射干 3～6 g；久咳排痰无力（咯痰不出）加枳壳或枳实 3～6 g；肝火逆犯肺胃，咳呕严重，加代赭石 10～15 g；肝火犯肺，咳痰夹血，加青黛（包煎）3～6 g；肺火上攻，鼻衄血者，加白茅根（鲜）10～20 g，蜜桑白皮 5～8 g。恢复期，疫热伤阴，舌红少苔，去麻黄、苦杏仁、法半夏、石膏，加黄精、百合、天门冬各 8～10 g，另加贯众可用于预防。

（3）煎服法

上药首煎，以水 400～500 mL 浸渍 10 分钟，沸后小火煮 10 分钟，取 150～200 mL；二煎、三煎各取 150～200 mL 去渣，将三煎取汁煮沸后分 6～8 次服，每日 4 次，每次 60～150 mL，忌辛燥油腻，服至痊愈。

先生云新加止嗽散，方中麻杏甘石宣肺清热，为儿科外寒里热咳喘良方，法半夏苦温降逆而祛湿痰，伍石膏温而不燥。百部（蜜）甘苦微温，润肺止咳，《滇南本草》谓"治肺热咳嗽，消痰定喘"，《千金》谓"一味取汁浓煎，可愈三十年嗽"，"凡嗽者皆肺气上逆，非此没治"。百部治疗百日咳对痉挛期效果特别显著，亦可作预防用。紫菀（蜜）温肺下气，消痰止嗽，《本草正义》谓紫菀"温而不热，润而不燥，所以寒热皆宜，凡寒痰蟠踞，浊涎胶固，喉中如水鸡声尤为相宜，百日咳症有鸦鸣声者故不可少。鱼腥草，味辛寒，治疗百日咳痉咳有捷效，有较强抑制阵发痉咳作用"。大青叶，味苦大寒无毒，可预防上呼吸道感染治疗急性肺炎及慢性支气管炎有良效。先生临床治疗百日咳时，凡咳嗽喉痒，必大青叶倍而用之，无不获效。白前，甘微温无毒，能泻肺下气，降痰止咳，《本草正义》谓"为定咳止嗽之主药，绝无流弊"。桔梗，苦辛甘，开宣肺气，祛痰宁嗽，《药理》谓"祛痰作用强于远志"。诸药合用，既解外清热宣肺，又温润肺气祛痰定嗽而制疫邪，如此寒温并用，使热解肺宣疫除而咳失。可谓疗百日咳之良剂。

16.《脂肪泻论治》

该文发表于《杏林新秀》1991 年 3 期。该文有以下特点。

脂肪泻，又称滑肠泻。成人凡摄纳动物类脂肪食物，皆泻尽而止；小儿乳食腹泻久久不愈，粪便内有脂膜粘垢。大便镜检：便中脂肪球呈强阳性（+++），皆曰脂肪泻。

先生认为脂肪泻病位在肝胆脾。其病理常由肝虚木郁，疏泄失常，不能正常疏泄胆汁以助消化，致摄纳之脂肪消化无力；小儿虽乳食，乳亦脂肪所转化，故尔亦然，肝郁则侮土，致脾虚运化无权，所谓"泻责之脾"而脂肪泻利作矣。其病因多由情志抑郁或外寒伤脉，内损于肝致气虚衰；小儿尤以露脚而眠（肝脉从脚至腹）肝脉为寒所泣，损及肝阳之气，致肝虚，肝虚则升发不足而肝郁成。肝郁日久，则土被木所复而脾运滞，所谓木郁土衰，脂肪泻由生也。治疗之法，当疏肝利胆，健运脾滞。宜古方痛泻要方加减治之。药用柴胡 10 g、白芍 10 g，疏肝和里；防风 10 g、白术 10 g（土炒），逐湿而补脾；陈皮 10 g、姜黄 12 g，健脾理气利胆；吴茱萸 5 g，散肝胃之寒以扶肝衰；焦山楂 20 g，量重以增强化脂肪之力；紫苏梗 10 g，降逆顺气，助柴胡、白芍，以增强解郁之功；炙甘草 6 g，缓中补虚。上十药和合（小儿用量酌减），肝郁解，脾滞消，木达土敦，升发复常，脾津得布，滑泻止也。临床老弱妇孺，凡食脂肪而泻利者，皆可与法治之，无不奏效。

17.《续筋骨髓方传秘及释义》

该文发表了《杏林新秀》1991 年 3 期。该文有以下特点。

续筋骨髓方，系先生世代家传方，由其曾祖父白文华（擅长中医骨外科，省地名医，正骨医术超群，凡骨折筋断，每能接骨续筋而再生，故有"小华佗"之称）所创。所遗皆秘传于祖父玉台（中医骨科）、伯父育雄、父育魁（内儿科医师）四代，已一百七十余年。为了使方能起疗骨伤之用，或有助于中医骨科以验之正之，特记载如下。

（1）方药组成

土鳖，雌雄若干对（沸水洗净，文火焙干）。壁虎，雌雄若干对（捕后用竹片贯穿头腹，将尾用绳固定于竹片上，然后用微火烘干，注意勿使尾部脱落）。蟹，雌雄若干对（捕后酒醉死，焙干）。三物分捣为末。没药（净），血蝎（去杂质），骨碎补（去灰净），分捣为末。六药等分和匀，干燥瓶装封备用。

（2）用法

内服凡跌仆摔伤骨折或筋断者，先按骨伤常规术后包扎固定，服用上方，服法：取黄酒 50 mL 煎服，入鹿角胶（每次 3 g）烊尽，再入上药末（每次 10 g ~ 15 g）送服，一日 2 至 3 次，服至愈合为止。

外治凡跌仆筋骨摔伤或骨折筋断，经手术复位后，用生蟹若干捣烂，热酒冲，搅取渣（酒汁留作饮用）包敷，夹板固定，有良效，若有皮损，可先以清油纱布裹里，外敷蟹渣，蟹有消肿活瘀，续骨速效之功，清油有预防感染，散瘀消肿之力，且能保护皮肉，易于再次换药或以续筋骨髓方调菜油如上法包扎。

（3）功效与主治

功效：补益精血，续筋接骨，化瘀生新，消肿止痛。

主治：外伤截瘫，骨折筋断，关节脱位，跌打损伤。

（4）药组释义

先生认为方中土鳖逐瘀破积，通络理伤，为疗跌损，续筋骨之良药；壁虎散结解毒，续筋骨，尾断有再生之能，能治瘫痪，手脚不举，促进骨折处骨痂生长；蟹清热散血养精益气，强筋壮骨，并能横行络分，有疗骨折筋断续筋骨之功，骨节脱离，非蟹莫属。三物皆因雌雄配对者，取异性相吸，续断之力宏也。如壁虎雌雄断尾自跳相交；土鳖切断而能续；蟹脚断能再生可证。三物合用为骨髓筋断之奇效良方。再伍没药通络止痛；血竭生肌散内伤血聚；鹿角胶强筋益血，通督补脑以复骨髓；骨碎补去骨中邪毒，接骨续筋；更以黄酒温通百络，使脉络通调，促进筋骨复活。少时从师行业，遇一石工砸伤左小腿，骨折筋伤，此有小损即取活蟹大小数只，生捣，热酒冲服，取渣外包，夹板固定（另蟹酒冲服前方）三日一换，三换而初愈，七换而痊愈，可谓事省效宏。

（5）药物考证

① 土鳖。

性味咸寒有毒，入心（血脉）肝（筋）脾（肌肉）三经，有逐瘀破积，通络理伤之功，治血积癥瘕，破坚，跌打损伤。《纲目》云："治折伤瘀血。"《分类草药性》："治跌打损伤，风湿筋骨痛。"《本草通玄》"破一切瘀血，跌打重伤，接骨。"《本草经疏》："治跌打损伤，续筋骨有奇效。"《长沙药解》："善化瘀血，最补损伤。"曾捕土鳖一只，顺节切为两段（两端勿分离）取盘盖虫于润地上，次日视之，虫体已续复活。土鳖多生潮湿渣堆中，雄虫有翅，雌虫无翅，腹结腹板雌虫仅见七节，雄虫可见八节，雌虫长 2.7 ~ 3 cm，前狭后阔；雄虫长 2.2 ~ 2.4 cm，略显长圆。捕后沸水洗净，文火焙干备用。内服汤剂 3 ~ 6 g。

② 壁虎。

咸寒有小毒，入血分，能散结解毒，尾易断，有再生之能，治瘫痪手脚不举及历节风痛，内服每次 3 ~ 6 g。临床用于骨折病人，能促进骨痂生长。治食道癌，每日用壁虎一条和米炒至焦黄，研成细末，分 2 ~ 3 次，用少量黄酒调服。壁虎喜藏天花板，墙隙中，夜间出来捕食蚊蝇，夏秋易捕，注意勿使尾部脱落。

③ 蟹。

寒咸，清热散血，续绝伤，治筋骨损伤、漆疮、烫伤。《别录》："解结散血，养筋益气。"《本草拾遗》："蟹脚中髓，脑，壳中黄，并能续断绝筋骨。"《滇南本草》：“强壮筋骨，并能横行络分。”《唐瑶经验方》：“治骨节脱离，生捣烂，热酒倾入，取渣涂之即愈。”《泉州本草》：合骨散“跌打骨折筋断，焙干研末，每服三至四钱，酒送服”。雌蟹为圆形脐，雄蟹为三角形脐。不能与柿、荆芥同食。市有干蟹粉出售。

④ 没药。

苦平，入心肝脾肾经，消肿定痛，治跌打损伤，金疮，心腹诸痛。《药性论》：“治疗折跌，筋骨瘀痛。”《海药本草》：“治折伤马坠。”《御医院方》：“治筋骨损伤。”

⑤ 血竭。

甘咸平，入心肝肾经，有散瘀定痛、止血生肌之功。主治跌打折损，内伤瘀痛，外伤出血不止。《唐本草》：“主破积血，金疮生肉。”《海药本草》：“治跌打折损，一切疼痛，内有血聚，并宜酒服。”《圣惠方》：麒麟血散“治伤损筋骨，疼痛不可忍”。

⑥ 骨碎补。

苦温平，入肝肾，治跌打闪挫，骨伤齿痛。《本草正》：“疗骨中毒。”《百一选方》：“治打仆伤损。”《泉州本草》：“接骨续筋。”《闽东本草》：“治挫伤，关节脱位，骨折。”并治鸡眼及防治链霉素中毒及过敏反应。

⑦ 鹿角胶。

甘咸温，入肝肾。《吉林中草药》：“补脑，强心，治大脑水肿。”《王揪药解》：“温肝补肾，滋益精血，治跌打损伤。”《本经逢原》：“益阳补肾，强精合血，总不出通督脉，补命门之用。”

先生认为有伤则有瘀，瘀阻经脉不通则痛，骨为肾所主，骨伤则肾虚，虚则瘀伤愈合缓慢。续筋骨髓方有补益精血，续筋接骨功能，故治瘀伤、骨折，其效验矣。

二、著 作

《白光中临证70年经验集》。该著于2017年10月由人民卫生出版社出版。白光中先生系白氏家族第三代中医传人，绵阳地区名老中医，有七十余年的中医临床实践，积累了丰富的临床经验。本书系统整理了白光中老先生七十余年教学与临床经验。

内容分为方药运用（上篇）和临床各科（下篇）。上篇方药运用部分，有对经方的运用与研究，又有结合临床的自创方剂介绍；有复方用药的研究与运用，也有单味药的临床运用经验介绍。分为临床方剂、药用心得、特殊病种的方药运用、外感证治药方。

下篇临床各科部分，主要探讨内科、妇科、儿科、外科、皮肤科、五官科疾病的临床诊治效验。内科主要分为肺卫疾病、肝胆疾病、心系疾病、胃肠疾病、肾（膀胱）疾病、经络肢体疾病；妇科介绍了经、带、妊、产诸疾，以及现代医学的盆腔炎、霉菌性阴道炎的中医治法；儿科部分重点介绍儿科常见的时行疾病、肺卫疾病、心肝疾病、脾胃疾病及肾病等；外科部分详尽介绍世代家传"续筋骨髓方"的组成运用及功效。

全书理论造诣精深，临床经验丰富，见解新颖，融贯古今。为医学者临证指导的良书。

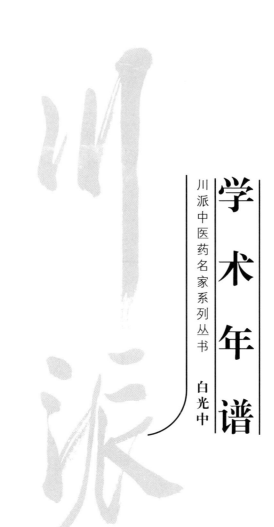

川派中医药名家系列丛书　白光中

学术年谱

● 1927 年 4 月 出生于四川省三台县。

● 1935—1940 年 拜师白秀夫，诵习四书、五经。

● 1940—1946 年 习《内经》《难经》《伤寒》《脉经》，随父走诊乡邻。

● 1947—1950 年 从师针灸专家蒲湘澄学习，业满回乡，悬壶于故里。

● 1950 年 任保民校校长。

● 1953 年 任乡联合诊所所长。

● 1958 年 考入重庆中医进修学校深造，同时被选拔为教研室成员兼任教一年。

● 1959 年 毕业回县，任乡、区医院院长。

● 1960 年 调三台县中医学校（绵阳中医学校的前身）任教师、教研组长、教务处副主任。

● 1979 年 论文《通腑当辨寒热》《尿毒症的中医治疗》在《校刊》第 1 期发表。

● 1981 年 晋升主治中医师、讲师。

● 1983 年 论文《对茯苓四逆汤证的病机认识》在《四川中医》第 2 期发表。

● 1984 年 被评为绵阳地区名老中医。

● 1985 年 首届教师节被评为优秀教师，论文《加味大柴胡汤治疗急慢性中耳炎》在《实用中医药杂志》第 2 期发表，获市优秀论文二等奖。

● 1987 年 晋升高级讲师。

● 1988 年 论文《小柴胡汤功效刍》在《陕西中医》第 6 期发表。

● 1989 年 退休后任绵阳中医学校附属医院技术顾问、从事门诊临床工作；论文《使用小柴胡"但见一症便是"粗识》载《浙江中医》《当代优秀论文选集》，获市优秀论文一等奖。

● 1981—1989 年 任市中医学会理事、校工会副主席、市中医研究所顾问、市技术评审委员会委员、中医药科技成果评审委员会委员、四川青年中医学会顾问、省医学教育委员会委员、省仲景学会专委会委员、原成都中医学院兼职副教授。

● 1990 年 《单验方四则简介》获中华医学会四川分会外科专委会优秀论文奖；论文《芍甘汤简述及临床运用举隅》在《陕西中医》第 1 期发表，获市优秀论文一等奖。

● 1991 年　论文《中医药治疗阴虱》在《男科医论》发表，获中华医学会男性专科委员会优秀论文三等奖；论文《脂肪泻论治》《续筋骨髓方传秘及释义》在《杏林新秀》第 3 期发表。

● 1992 年　论文《治疗百日咳临床体会》《麻黄附子细辛汤的应用》《复视治验》在《四川中医函授》第 1、2、5 期发表；论文《重症妊娠呕吐治验》在《中医药论文集》第 5 期发表。

● 1993 年　论文《蜣螂通幽说及验案》在《四川中医函授》第 1 期发表。

● 1995 年　《芍甘汤简述及临床运用举隅》载《陕西中医》《世界传统医学大会论文集》，《四川中医函授》《中国农村中医药优秀论文荟萃》获第二届世界传统医学优秀成果大奖赛国际优秀论文奖, 本人也被授予"民族医药之星"称号。

● 1997 年　应邀出席全国第三届名医学术大会。

● 2017 年　90 岁时主编出版《白光中临证 70 年经验集》。

● 2020 年　逝于绵阳，享年 93 岁。

主要参考文献

一、图 书

[1] 白光中．白光中临证 70 年经验集 [M]．北京：人民卫生出版社，2017.

[2] 白光中．浩生医集，2004.

[3] 白光中．浩生医集续，2006.

[4] 安崇辰．男科医论 [M]．北京：中国医药科技出版社，1991.

二、论 文

[1] 白光中．加味大柴胡汤治疗急慢性中耳炎 [J]．实用中医药杂志，1985（2）：25–26.

[2] 白光中．小柴胡汤功效刍议 [J]．陕西中医，1988（6）：271.

[3] 白光中．芍药甘草汤临床应用举隅 [J]．陕西中医，1990（1）：25–26.

[4] 白光中，李孔定．对茯苓四逆汤证的病机认识 [J]．四川中医，1983（2）：17.

[5] 白光中．使用小柴胡汤"但见一证便是"之粗识 [J]．浙江中医杂志，1989（12）：90–91.

附 录

方剂索引

二画

二决汤加减：

    石决明　　决明子　　夏枯草　　钩藤　　　黄芩　　　牛膝
    益母草　　夜交藤

二夜白百饮：

    夜关门　　夜交藤　　白及　　　百部　　　连翘　　　猫爪草
    昆布　　　海藻　　　川贝母　　小蓟　　　夏枯草

四画

五皮饮合鸡金参七散：

    陈皮　　　大腹皮　　枳实　　　木香　　　香附　　　白术
    茯苓　　　泽泻　　　益母草　　丹参　　　黄芪　　　天花粉

乌红败酱方：

    乌梅　　　大血藤　　败酱草　　黄连　　　木香　　　炒白芍
    当归　　　茯苓　　　煨葛根　　山药　　　太子参　　薏苡仁

五画

生脉春泽汤加减：

    南沙参　　五味子　　麦冬　　　龙骨　　　牡蛎　　　枸杞
    乌梅　　　桂枝　　　猪苓　　　泽泻　　　茯苓　　　白术
    炙甘草

加味二陈汤：

    陈皮　　　防风　　　茯苓　　　姜半夏　　谷芽　　　神曲
    鸡内金　　山楂　　　款冬花　　炙甘草

加减肺胀汤：

    麻黄　　　皂荚　　　五味子　　葶苈子　　枳壳　　　诃子
    太子参　　法半夏　　厚朴

甘麦大枣汤加减：

    炙甘草   浮小麦   大枣   白芍   紫苏梗

加味当归补血汤：

    当归   黄芪   熟地   白芍   海参   通草

    穿山甲

白屑风汤：

    石膏   知母   苦参   当归   生地   蒺藜

    紫草   荆芥   甘草   防风

平疣方加减：

    败酱草   夏枯草   苦参   薏苡仁   大青叶   板蓝根

    紫草   赤芍   桃仁   红花

白癜风验方（白驳风蜜丸）：

    白蒺藜   桑葚   益母草   制首乌   桑白皮   旱莲

    生地   玄参   补骨脂   黄芪   红花   丹参

    当归   防风

瓜蒌薤白半夏汤加减：

    桂枝   生姜   大枣   陈皮   法半夏   黄芪

    白术   丹参   薤白   炙甘草

六画

百咳灵方：

    炙麻黄   苦杏仁   石膏   炙甘草   白前   桔梗

    半夏   鱼腥草   大青叶   炙紫菀   炙百部

血府逐瘀汤加磁石：

    赤芍   桃仁   当归   干地黄   红花   枳壳

    桔梗   川芎   柴胡   川牛膝   磁石   炙甘草

七画

补肾温阳降浊汤加减：

    沙参   熟附子   白术   淫羊藿   茯苓   陈皮

    法半夏   鹿角胶   肉苁蓉   白茅根   巴戟天   鸡内金

苇芙鱼桔汤合丹参茅根汤：

芦根	薏苡仁	冬瓜仁	桃仁	桔梗	甘草
芙蓉花	鱼腥草	丹参	白茅根	沙参	麦冬

坐骨神经痛方：

丹参	当归	芍药	桃仁	红花	僵蚕
全蝎	蜈蚣	大黄	甘草		

芪芍桂酒汤加味：

麻黄根	赤小豆	连翘	黄柏	蚕沙	黄芪
桂枝	白芍	煅牡蛎			

克敏辛防汤：

紫草	甘草	紫荆皮	大枣	辛夷	防风
白芷	薄荷	蝉蜕			

肝硬化腹水验方：

核桃仁	大枣^{（去核）}	黑豆	白矾	谷芽	车前子
苦杏仁					

克敏消疹散：

紫草	紫荆皮	苦参	蛇床子	赤芍	牡丹皮
蜂房	蝉蜕	白蒺藜	白藓皮	地肤子	甘草
大枣					

助胃丸：

草果^{（去壳）}	猪苓	炒苍术	白术	厚朴	茯苓
泽泻	肉桂	广陈皮	建曲	甘草	

八画

参连消糖散加减：

西洋参	黄连	天花粉	泽泻

苦蛇五味消毒饮：

苦参	蛇床子	金银花	野菊花	蒲公英	紫背天葵
紫花地丁^{（华头草）}		人血藤	龙胆草	草决明	藁本
车前草	通草				

167

参归鹿茸丸：

| 西洋参 | 当归 | 鹿茸 | 黄芪 | 枸杞 | 制首乌 |
| 补骨脂 | 熟地 | 桑葚 | 丹参 | 黑芝麻^(炒) | |

治冠心病经验方：

| 生山楂 | 首乌^(制) | 黄精 | 桑寄生 | 延胡索 | 红花 |
| 豨莶草 | | | | | |

九画

前列腺炎方：

| 桃仁 | 泽兰 | 丹参 | 王不留行 | 赤芍 | 乳香 |
| 川楝子 | 败酱草 | 蒲公英 | 土茯苓 | | |

神效瓜蒌散加减：

| 全瓜蒌 | 浙贝母 | 甲珠 | 昆布 | 海藻 | 乳香 |
| 没药 | 甘草 | | | | |

复方降脂汤：

| 丹参 | 山楂 | 枸杞 | 黄精 | 首乌 | 草决明 |
| 泽泻 | | | | | |

骨质增生丸：

| 熟地 | 肉苁蓉 | 鹿衔草 | 骨碎补 | 淫羊藿 | 鸡血藤 |
| 莱菔子 | | | | | |

复方酸枣仁汤：

| 生龙骨 | 生牡蛎 | 代赭石 | 怀山药 | 酸枣仁 | 知母 |
| 川芎 | 甘草 | 茯苓 | | | |

养胃丸：

| 苍术 | 白术 | 厚朴^(姜汁炒) | 广陈皮 | 猪苓 | 泽泻 |
| 茯苓 | 肉桂 | 肉豆蔻^(煨) | 赤芍^(酒炒) | 藿香 | 甘草 |

十画

柴胡克敏方：

| 柴胡 | 连翘 | 紫荆皮 | 紫草 | 大枣 | 炙甘草 |
| 地龙 | 白芥子 | 紫苏子 | | | |

通幽汤合旋覆代赭石汤加蛴螬：

    熟地　　　旋覆花　　　代赭石　　　半夏　　　生姜　　　党参

    桃仁　　　红花　　　炙甘草　　　贝母　　　蛴螬

益夏车前汤加味：

    益母草　　夏枯草　　　车前草　　　炙麻黄　　石韦　　　白茅根

    决明子　　浦公英

效灵芍甘汤（验方）加减：

    丹参　　　当归　　　乳香　　　没药　　　延胡索　　罂粟壳

    白芍　　　甘草　　　杜仲

消疳理脾汤加减：

    神曲　　　麦芽　　　槟榔　　　鸡内金　　青皮　　　莪术

    肉桂　　　使君子　　芜荑　　　太子参　　陈皮

    蛴螬^{（焙干细末）}

通胆大柴胡汤：

    柴胡　　　枳实　　　大黄　　　三七　　　郁金　　　黄芩

    白芍　　　炙甘草　　金钱草　　鸡内金

健脾丸：

    莲子　　　草果^{（去壳）}　莪术^{（醋炒）}　党参　　　胡黄连　　白术^{（土炒）}

    茯苓　　　广陈皮　　半夏　　　炒酸枣仁　当归^{（酒炒）}　川芎

    白芍^{（酒炒）}　炒怀山药　神曲　　　木香　　　槟榔　　　黄芪

    炙甘草

逐寒荡惊汤加减：

    胡椒　　　炮姜　　　肉桂　　　丁香　　　茯苓　　　砂仁

    人参　　　炒白术　　广木香　　陈皮　　　山药　　　神曲

十一画

黄芪羊藿消肿汤：

    黄芪　　　淫羊藿　　防己　　　茯苓　　　黑大豆

清热泻脾散加减：

    栀子　　　黄连　　　黄芩　　　灯芯草　　茯苓　　　石膏

    淡竹叶　　远志　　　甘草

惊风丸：

全蝎^(洗去盐) 西防风　僵蚕　法半夏　胆南星　天麻

薄荷　杭白菊　升麻　荆芥穗　川芎　白芷

甘草　粉葛根　细辛

十二画

葛根丹参蒌薤汤加减：

葛根　桂枝　干姜　丹参　檀香　薤白

瓜蒌仁　半夏　川芎　红花　枳实　太子参

痛经汤加黄芪：

丹参　没药　鱼胶　鹿角胶　当归　川芎

白芍　黄芪　小茴香　甘松　炙甘草

强肺丸：

白术　山药　胆南星　法半夏　黄芪　远志

麦冬　沙参　补骨脂　川贝母

筋骨疼痛酒：

全当归　川芎　薏苡仁　生地　泽兰　黄精

石菖蒲　狗脊　五加皮　怀牛膝　木瓜　杜仲

秦艽　伸筋草　红花　楠藤　茯苓

十三画

解肌抗毒活络汤：

粉葛根　连翘　大青叶　板蓝根　青黛^(包煎)　归尾

赤芍　红花　白芍　甘草　乳香　没药

荆芥　蝉蜕

十四画

蝉衣升降散：

蝉衣　僵蚕　姜黄　瓜蒌仁　菊花　石决明

蛤粉　青黛　大黄

慢肾方加减：

西洋参　益母草　黄芪　炒白术　茯苓　桂枝

仙灵脾　巴戟天　墨旱莲　枸杞　丹参　熟地

鹿角胶　三七粉^(冲服)